뭉친
근육
시원하게
풀자

통증해소 셀프 마사지 & 스트레칭

류수희 지음

뭉친근육

시원하게 풀자

셀프 마사지를 위한
엠보링 사용설명서

글로세움

나는 에어로빅 강사를 시작으로 헬스트레이너, 나이키코리아마스터, 휘트니스
교육 강사, 대형 휘트니스센터 점장, 대학 강사 등 지난 23년간 다양한 활동과
경험을 쌓아왔다. 땀흘릴 때가 가장 행복하다고 느끼는 나는 현장에서 도움이
필요한 분들과 함께 호흡하며 즐기는 일반 수업도 게을리하지 않았다. 정말이지
행운아라고 생각하면서 나의 직업에 만족했고 즐기며 천직이라 생각했다. 몸을
움직이는 직업이기에 누구보다 건강을 유지하려 애썼고, 늘 다치지 않게 주의했
다. 심지어 그 흔한 스노우 보드, 수상 스키 등 계절 스포츠도 혹여나 다칠까 하
는 맘에 즐기지 않았을 정도다.

　나와 함께 운동하는 분들이 건강해지는 것을 보며 큰 보람과 자부심을 느꼈
고, 그것이 곧 23년이라는 시간을 한결같이 몰두할 수 있게 만들어 준 가장 큰
이유이기도 하다.

하지만 언제부터인지 나와 함께 운동하고 있는 회원, 주변 지인, 친척, 심지어 나와 가장 가까운 부모님과 동생들까지 근육이 뭉쳐 불편하다며 통증을 호소하기 시작했다.

"어깨가 뭉쳐서 죽겠어요. 뒷목이 너무 뻐근해요."

"어깨 뭉침을 풀려면 뭘 해야 하니? 어떤 운동을 하면 좋아지니?"

"피로가 풀리지가 않아. 찜질방에 가도 안 풀려."

"매번 마사지를 받자니 돈이랑 시간이 너무 많이 들어."

"병원에 가봐도 별다른 증상이 없대." 등등

이런 통증에 대한 불평을 듣고 있자면 트레이너인 나로선 이들의 고통을 꼭 해결해 주고 싶다는 생각이 간절해졌다. 왜 아플까. 무엇이 문제일까. 어떻게 도와줄 수 있을까를 고민하기 시작했다.

모든 이들의 필수품이기도 한 그것, 나도 모르는 새 나의 자세를 망가뜨리는 그것, 하지만 버릴 수도 포기할 수 없는 것이 있다. 맞다. 주범은 바로 스마트폰과 컴퓨터다. 우리에게 한없이 편리함을 주지만 장시간 앉아있게 만들고, 나도 모르는 사이 내 자세를 흐트려 놓으며 슬며시 통증이라는 것을 안겨 준다.

어린 아이부터 나이든 어른까지 요즘 스마트폰을 사용하지 않는 사람이 없다. 문제는 이용할 때 대부분 목이 앞으로 빠지고, 등이 굽어지는 등 바른 자세와의 거리가 먼 크로마뇽인 같은 자세를 취한다는 것이다. 가뜩이나 인간의 신체가 앞으로 숙여지기 쉬운 구조 즉, 불안정한 자세로 직립보행을 하는 동물인데 말이다. 그럼에도 우리 스스로가 자세 불안을 더 가중시키고 있었던 것이다.

그렇다고 "스마트폰이나 컴퓨터를 사용하지 마세요"라고 할 수는 없다. 그래서 바른 자세를 유지시켜 줄 수 있도록 좋은 운동법을 알려드리는 것이 내가 해야 할 역할이라고 생각했다. 그것은 언제 어디서든 쉽게 할 수 있어야 하고, 이왕이면 집집마다 꼭 필요한 이 시대의 효자손과 같은 것이 필요했다. 이런 이유로 통증과 회복에 관한 관심이 점점 더 커졌고, 수많은 국내외 피트니스 컨벤션과 전시회를 참석하면서 촉각(안테나)을 곤두세워 바라보기 시작했다.

지성이면 감천이라 했던가. 마침내 2012년 여름, 미국 LA컨벤션에서 그 숙제를 풀어줄 첫 번째 답을 찾았다. 비록 첫 만남은 작은 스트레칭 소도구에 불과했지만 늘 고민하고 바라던 터라 스트레칭 링 그 이상의 가치를 불어넣을 자신이 있었다. 그리고 이것을 이용해 굳이 운동센터에 오지 않아도, 마사지숍을 가지 않아도, 누구의 도움 없이 혼자 스스로 해결할 수 있는 셀프 마사지&스트레칭법을 연구하기 시작했다. 국내 최고의 카이로프락터와 재활병원 의사, 물리치료사, 한의사 등 전문가들의 조언을 들으면서 탄탄한 이론과 실기를 구축했다. 그리고 2013년 전문지도자 과정을 시작으로 한국에 새로운 운동법을 알리기 시작했다.

그렇게 5년이 지난 지금 S호텔을 시작으로 국내 수많은 휘트니스 클럽과 백화점 문화센터, 요가원에서 가장 인기있는 클래스로 손꼽힐 정도로 많은 분들의 사랑을 얻고 있다. 또 여러 기업에서 강의 요청이 쇄도하며 강의 진행 후에는 90% 이상의 앵콜 강의가 이어졌다.

링을 이용한 셀프 마사지&스트레칭은 지도자, 일반인 할 것 없이 이를 이용해본 사람들은 모두가 그 효용성에 감탄하고 있다. 특히 효과를 느낀 분들은 링의 깊은 매력에 빠지기 시작한다. 그렇기 때문에 광고 한번 없이 실제 경험하신 분들의 입소문을 타고 전국에 퍼져나간 것이다.

링에 관한 연구는 여기서 멈추지 않았다. 어떻게 하면 더 쉽고 빠르게, 효과적인 결과를 만들어낼 수 있을까 고민했다. 그리고 부족한 점, 아쉬운 점을 체크하고 기록했다. 그 결과 기존 링에서 손발의 자극과 강도 조절의 문제가 있음을 알

왔고, 그것을 보완했을 때 더 나은 효과를 얻을 수 있다는 것을 발견하게 되었다. 그리하여 한쪽 면에 올록볼록한 돌기가 있는 업그레이드된 엠보링이 탄생하게 된 것이다. (국내외 특허, 디자인, 상표등록과 더불어 여성발명왕대회에서 금상 수상)

나날이 인기가 더해지자 여기저기서 유사품들이 난무하기 시작했다. 좋은 징조라고 생각했다. 현대인들에게 요긴한 필수품이기 때문이다. 하지만 문제는 단순한 카피품에서 끝나지 않는 것이었다. 이들은 정확한 가이드 라인도 없이 무차별 덤핑이나 싸구려 제품이 생산되어 판매되고 있었다.

좋다고들 해서 선물도 하고 구매도 했는데, 어떻게 사용하는지도 모른다. 주의사항은 무엇인지, 더 효과를 높이기 위해선 어떤 단계를 거쳐야 하는지 정확한 가이드도 없다. 심지어 사용방법 조차 틀리고, 어떤 곳에서는 해서는 안 될 금기 동작마저 아무렇지 않게 사용방법이라며 소개하고 있었다. 너무나 안타까운 일이다. 이 책을 쓰게 된 계기가 바로 여기에 있다.

나는 의사가 아니다. 트레이너로서의 사명감으로 이 시대를 살아가는 많은 현대인들이 건강해지기를 바랄 뿐이다.

내가 사랑하는 가족, 친척, 지인, 그 밖의 모든 분들이 더 이상 참지 말고, 불쾌한 통증에서 벗어나 손쉬운 방법으로 스스로를 케어할 수 있었으면 한다.

더 이상 참지말자. 작은 마술의 힘과 같은 엠보링과 올바른 셀프 마사지&스트레칭이 여러분을 도와줄 것이다.

100세 시대를 준비하는 우리, 연금보다 더 중요한 것은 건강이란 사실을 잊지 않았으면 한다.

마지막으로 링을 함께 연구하고 많은 도움을 주신 프리메드 트레이닝 스쿨 이학주 원장님과 국내 첫 젠링으로 비지니스를 할 수 있게 해준 마키스포츠의 마키 대표님, 실무와 학문을 함께 연결해 더 큰 비지니스를 할 수 있도록 지도해주시는 경희대학교 체육대학원 김도균 교수님, 정신적 지주이자 나에게 가장 큰 사회경험을 알려주신 (주)힐리언스 송인수 대표님, 국내 최고 컨퍼런스 무대에 서서 이 프로그램을 알릴 수 있게 도움주신 아이핏 김수미 대표님, 휘트니스인으로써 여러 해외 경험과 자리매김을 할 수 있도록 지원해주신 (주)나이키코리아 스포츠마케팅 정현우 부장님과 서현선 차장님, 많은 지도자들에게 계속해서 올바른 지도로 수년간 이끌고 계시는 (주)댄스핏코리아의 전상부 대표님, 샤론 이사님, 윤경화 이사님, 늘 한식구처럼 챙겨주시고 도움주시는 (주)휘니스포츠 강성구 대표님과 공성민 본부장님, 글쓰기에 맥을 못잡고 헤매고 있는 저에게 큰 용기와 도움을 주신 이상민 책쓰기연구소의 이상민 대표님께 진심으로 감사드린다.

그리고 마지막으로 42세의 늦은 나이에 건강한 아이를 출산하면서 경단녀(경력단절녀)가 될 수 있었음에도 불구하고 내가 가진 능력과 열정을 과감하게 펼치고 많은 이들에게 도움이 되는 지도자가 되라며 아낌없는 응원과 뒷받침을 해주시는 김옥희 여사님께 진심으로 감사드린다.

휘트니스 트레이너 류수희

제1장

늘 피곤한
직장인에게서
입소문 난
셀프 마사지

엠보링

귀 기울여 들어준다면 우리 몸은 우리에게
분명하고 구체적으로 얘기한다.

−샥티 거웨인

인간은 모두 아프다

인간의 움직임은 생명체의 기본적 특징이다. 이런 활동에 주된 역할을 담당하는 것은 몸무게의 40~50%를 차지하고 있는 근육조직이다.

근육은 크기에 상관없이 수축과 이완을 일으키는 신체 기능이 있다. 그 중 골격근은 신체를 바로 세우고 서 있는 자세를 유지시켜 주는 자세유지근육(속근육)과 움직임을 담당하는 위상성 근육(겉근육)으로 나뉘는데 이는 움직임에 매우 중요한 역할을 하고 있다. 이 두 근육은 끊임없이 수축과 이완을 반복하고 있으며, 이 움직임에 큰 문제가 없는 이상 우리는 큰 불편을 모르고 살아간다.

하지만 직립보행을 하는 우리 인간은 바로 세워져 있는 몸의 축인 척추에 중력의 힘을 받아 자연스럽게 스트레스를 안고 산다. 게다가 몸은 앞으로 숙여지기 쉬운 구조이기 때문에 중립을 유지하는 것이 쉽지 않다. 이것이 누구나 인지하지 않으면 구부정한 자세가 자연스럽게 나오게 되는 이유다.

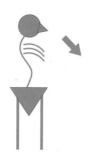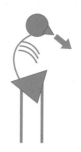

이제 상상을 해보자. 두 다리 위에 골반이 있고, 골반 위에는 척추가 있다. 앞쪽에는 커다란 흉곽이, 그 안에는 여러 내장기관들이 있다. 그리고 그 위에 목과 4~6킬로그램 정도 되는 머리가 앞쪽에 위치해 있다.

이 골격의 구조만 봐도 중심이 앞으로 나가 있는 것을 알 수 있다. 굉장히 불안정한 자세인 것이다. 이것을 잡아주고 버티게 해주는 역할이 흔히 말하는 속근육, 자세근육의 역할이다.

그래서 골격이 앞으로 쏟아지지 않도록 몸의 뒤쪽에서 버티고 잡아주는 자세근육이 약해지면 피로도가 높아진다. 또한 근육 경직으로 인해 통증, 뻐근함, 불편함 등을 느끼게 된다. 즉, 우리 몸의 골격이 중립에서 멀어질 때 문제가 나타나기 시작하는 것이다.

문명과 기술의 발달로 현대인들의 필수품이 되어버린 컴퓨터와 스마트폰이 이를 더욱 가중시키는 역할을 하고 있다. 이러한 기기를 사용하는 동안 나도 모르게 변형되는 자세가 인체의 기본 구조에 스트레스를 가하는 데 한몫을 톡톡히 하고 있는 셈이다.

이로 인해 요통을 비롯해 목, 어깨, 팔, 골반 등의 통증이 나타나고 있으며, 이를 호소하는 사람들이 늘고 있다. 또한 마라톤이 대중화가 되면서 젊은 친구들 사이에서 발과 무릎통증도 늘어나고 있다.

　잘못된 자세로 인해 나타나는 통증은 경미한 스트레스라 할지라도 지속적이고 반복적으로 누적되면 급성 장애를 일으킬 수도 있다. 또한 급성장애만큼 무서운 것이 만성통증이기 때문에 평소 예방관리가 더욱 중요하다.

　누군가 24시간 쉬지 않고 바늘로 몸을 찌른다고 생각해보라. 가볍다고 해서 강도가 약하다고 생각해서는 안 된다.

　다행히 몸의 구조와 기능은 올바른 자세를 갖게 하고 유지하려는 잠재력을 가지고 있기 때문에 바른 자세를 유지하고 곧바로 회복하려는 활동이 매우 중요하다. 이 책은 이런 통증의 늪에 빠지기 쉬운 현대인들에게 좋은 습관을 가질 수 있도록 엠보링을 통해 쉽게 회복하는 과정을 소개한다. 이제 뭉친 근육을 시원하게 풀어보자.

직장인은 통증에
노출되어 있다

100세 시대라고 하여 여기저기서 노후준비, 노후대책에 대한 말들이 많다. 하지만 100세 시대를 맞이해야 할 건강한 자세와 몸에 대해서는 생각해본 적이 있는가. 아무리 돈이 많고, 시간적 여유가 생겨도 몸이 불편하면 모든 것이 귀찮고 힘들어진다.

60세에 은퇴해서도 40여 년을 더 살아가야 할 시대를 맞이한 우리들, 무엇보다 내 몸을 얼마나 잘 관리하고 있는지에 대해 짚어볼 필요가 있다.

23년차 트레이너인 나는 20세부터 80세까지 많은 분들을 트레이닝 해왔다. "20대와 70대 중 누가 더 건강(자세, 가동범위)할까?"라고 질문을 던졌을 때 대부분의 사람들은 당연히 20대라고 말할 것이다.

하지만 그 동안 트레이닝을 해온 나의 생각(경험)은 다르다. 내 몸을 어떻게 관리했느냐에 따라 그것은 다른 문제라는 것이다. 왜냐하면 현장에서 너무나 다른 많은 예들을 봐왔기 때문이다. 말도 안 되는 얘기 같지만, 실제로 내가 직접 강의했을 때 만났던 고객의 상당수가 그러했다.

60~70대 고령자들이 대부분이었던 호텔 휘트니스에서 4년간 링테라피 수업을 진행했다. 사실 수업 전에는 고령자들이라 많은 분들이 불편해하시지 않을까 하는 선입견이 있었다.

하지만 현실은 달랐다. 너무나 정정하고 바른 자세를 유지하는 분들이 많았다. 링수업을 진행하면서 내가 우려한 비대칭 현상, 틀어짐, 가동범위 제한에 대한 부분은 20% 정도밖에 되지 않았다.

반면, 대학생을 대상으로 한 링수업에서는 정말 뜻밖의 상태가 나를 놀라게 했다. 이제 겨우 20살 남짓한 학생들이 신체(자세) 나이는 60~70대보다 더 안 좋은 친구들이 많았다.

근력을 말하는 것이 아니다. 등이 굽고, 어깨가 앞으로 말려 있으며, 목은 거북이처럼 나왔다. 심한 친구들은 팔이 위로 안 올라가기도 했다.

도대체 왜 이런 현상이 나타날까? 여러 가지 요인이 있겠지만 그 중 가장 큰 요인은 스마트폰, 컴퓨터 게임 등으로 장시간 잘못된 자세를 유지하거나 나쁜 습관으로 인한 골격의 변화를 들 수 있겠다. 이것이 바로 통증의 시작인 셈이다.

이러한 자세를 가지고 있는 사람은 비단 대학생들뿐만이 아니다. 장시간 앉아

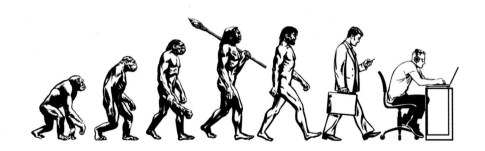

서 컴퓨터와 매일 씨름하는 직장인들에게는 더 많이 나타난다.

종일 책상 앞에 앉아 목을 앞으로 쭉 내밀고, 등은 굽은 상태에서 어깨가 앞으로 말려 손가락만 움직이며 자판을 친다. 자연스럽게 두 다리는 바깥쪽으로 벌어지고, 복부에 힘이 빠져 엉덩이가 의자의 끝자락에 매달리게 되면 어느새 허리의 S자 커브는 사라진다.

야근이 잦은 직장인이라면 더욱 그렇다. 과도한 업무와 스트레스는 잘못된 자세로 인해 정신뿐만 아닌 근육도 계속해서 경직되게 만든다. 실제로 캐나다의 한 연구팀에 따르면 하루 2시간 20분의 스마트폰 사용이 목디스크를 불러온다고 한다.

뼈를 잡아주는 근육(자세유지근)들 간에 길이 변화가 나타나면서, 골격의 위치가 틀어지기 시작한다. 그러면서 생기는 연부조직(뼈를 제외한 나머지 근육, 신경, 인대 등)의 협착은 우리 몸의 가동범위를 제한하고, 결국 통증으로 나타나게 된다. 뿐만 아니라 혈액순환의 장애로 발과 다리가 퉁퉁 붓기까지 한다.

이런 몸을 제대로 회복할 시간조차 없이 피로에 지쳐 잠들고 다음날 다시 출

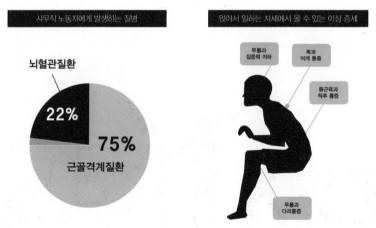

출처: 안전보건공단(2012 사무종사자 작업건강 가이드라인)

근한다. 매일 반복된 생활로 어느새 몸은 망가져 있다. 슬프지만 대부분의 직장인들이 공감하는 얘기가 아닌가 싶다.

이러한 자세가 계속되면 어떠한 일들이 벌어질까? 우리 몸의 근육과 관절은 너무나 사이좋게 서로를 도와주며 상부상조한다.

반면 하나라도 제 역할을 안 하게 되면 너무나 빠른 속도로 쇠퇴해버린다. 때로 각자 해야 할 역할이 있는데 자기 일을 버린 채 다른 일을 도와주는 보상작용이 일어난다. 그로 인해 관절의 채널(mobility/stability의 역할)이 바뀌고, 이는 몸의 이상 신호 즉, 통증이라는 모습으로 나타나게 된다.

그렇다면 다시 그들이 제 역할을 할 수 있도록 도와주고 잡아주는 것이 필요하지 않을까? 엠보링은 이러한 경직된 근육을 풀고, 관절을 제 위치로 돌려주기 위한 회복 트레이닝으로 매우 효과적인 운동이다. 하루 10분 내 몸을 위해 투자하는 시간을 가져보자.

자세가 달라지면 통증해소뿐만 아니라 옷 맵시까지도 달라질 것이다. 안과 밖이 모두 건강해지고 예뻐지는 방법 엠보링 건강셀프운동법, 이제 시작해 보자.

링을 만나고 놀라다

20년이 넘게 휘트니스인으로서 사명감을 가지고 연예인을 비롯 일반인을 레슨해 오면서 휘트니스 지도자들을 양성하는 일에도 전력을 다했다. 그러는 중에도 나는 늘 새로운 프로그램의 개발과 해외 트렌드에 관심이 많았다. 매년 해외에서 열리는 큰 컨벤션과 전시회를 1년에 1번, 많게는 3회까지 참가하였고, 이곳에서 다양한 프로그램을 접하면서 끊임없이 연구를 거듭했다.

감사하게도 그렇게 꾸준히 할 수 있었던 건 10여 년 동안 나이키코리아 마스터트레이너로서의 활동과 대형 휘트니스 클럽의 제너럴 매니저로서의 역할이 비싼 수업료나 출장비를 커버할 수 있도록 회사 차원에서의 지원이 있었기 때문이다.

그러던 2012년 여름, 그간의 경험과 경력을 바탕으로 나만의 회사를 차려서 독립을 하였다. 그리고 처음으로 어떤 회사의 도움도 받지 않고 사비를 들여 컨벤션에 참가하게 되었다.

정말이지 예전에는 경비에 대한 부담이 피부에 와 닿지 않았는데 먹는 것, 자는 것, 배우는 것 모두 자비로 하니 무엇 하나 소홀할 수 없었다. 돈을 낸 것이 아까워서라도 1분 1초 쉬는 시간 없이 많은 클래스에 참가하였고, 잠깐 쉬는 시간이면 전시회장을 뛰어다니며 무엇 하나 놓칠세라 눈을 부릅뜨고 다녔다.

그렇게 컨벤션에 참가한지 3일이 지났을 무렵, 온몸은 천근만근 정말 젖은 소금 한 포대를 어깨에 짊어진 듯한 무게와 피로가 온몸을 감싸 안았다. 걸음걸이가 안 떨어질 정도였다. 그런 몸을 이끌고 전시회장을 돌아보는 데 내 시선을 사로 잡는 것이 있었다.

당시 해외 컨벤션에서는 동양인을 많이 볼 수 없었던 터라 전시회에 참가한 검은 머리의 사람들이 눈에 띄었다. 그 자체만으로도 나에게 궁금증을 불러 일으켰다.

가까이 가서 보니 뭔가 알록달록한 장난감처럼 생긴 것들이 매트 위에 놓여져 있었다. 그것은 '웨이브 스트레치 링'이라는 이름으로 일본의 마키라는 분이 만든 스트레칭 소도구였다.

관계자는 나에게 한번 경험해보라며 "트라이 트라이"를 외쳤고, 그렇게 알록달록한 링 위에 눕게 되었다. 주변은 엄청난 음악소리와 수많은 인파로 북적였고, 그런 정신 없는 곳에서 누우려니 사실 집중이 되지 않았다. 궁금증을 풀기 위해 안내자의 말에 따라 몸을 이리저리 움직이기 시작했다.

근데 웬일이람? 이 느낌은 무엇인가? 한 10분쯤 지났을까? 그 작은 장난감처럼 생긴 링이 나의 견갑(날개뼈 사이) 안쪽을 파고 들어 천근만근 무거웠던 내 몸의 긴장을 풀어냈다. 그것도 누구의 도움 없이 혼자서는 절대 풀 수 없었던 부위를 말이다.

바로 이거다! 하는 생각에 더 자세히 알고 싶어 전문가 교육을 신청하려 했지만, 아쉽게도 간단한 설명서 외에는 프로그램이 준비되어 있지 않았다. 아쉽지만 다음을 기약하며 명함과 도구를 챙겨 한국으로 돌아왔다.

몇 날 며칠 이리 놓고 저리 놓고, 작은 링과 씨름하며 이 링의 가치를 찾기 위해 고민하기 시작했다. 뭔가 좋은 그림이 나올 듯한데 도저히 혼자 힘으로 알아낼 수 없었다. 안 되겠다. 일본 현지에 가서 제대로 된 사용법이라도 배워 와야지만 뭔가 궁금증을 풀어 낼 수 있겠다 싶어 일본 측과 연락한 후 바로 그들을 찾아갔다.

그렇게 이 작은 링과의 인연이 시작되었다. 일본에서 기본교육을 배워 온 나는 보다 깊은 내용과 객관적 자료를 준비해 지도자 과정을 만들기로 했다.

나는 계획대로 각 분야의 전문가들과 함께 분야별 링 프로그램을 만들었고, 이후 일본 측과 독점계약으로 '젠링'이란 이름 하에 2013년 겨울, 첫 교육과 유통을 시작하였다.

그렇게 시작한 교육에 많은 지도자들의 관심과 참여가 있었고 만족도는 상상 그 이상이었다. 일반적인 운동지도자 교육과는 달리 링 교육은 교육받는 내내 본인들부터가 몸이 회복되고 힐링이 되었기 때문이다.

트레이너들 대부분이 늘 고객의 몸만 케어해주고 정작 자신의 몸은 돌볼 시간 없이 바쁘게 산다. 같은 트레이너 입장에서 안쓰럽기도 했는데 링 교육을 통해 그들이 조금이나마 회복, 힐링할 수 있는 시간이 될 수 있다는 것이 보람이었다.

이렇게 2013년도부터 시작된 링 교육은 각지의 지도자들을 시작으로 일반 고객에게도 알려지기 시작했다. 역시나 트레이너들의 정확한 지도 덕분에 링을 경험한 많은 분들이 굉장한 만족도를 보이며, 점점 입소문이 나기 시작한 것이다.

하지만 수입품이다 보니 단가가 높아 많은 사람들에게 알리고 보급하기에는 한계가 있었다.(당시 개당 83,000원에 판매) 다행히 일년 뒤 재계약 때는 그동안 보여준 나의 성과로 인해 약 30% 정도 싼 55,000원에 판매할 수 있었다.

　그렇게 4년을 올곧이 링 하나에 푹 빠져 수많은 연구와 프로그램을 개발하였다. 그러다 보니 링신, 링쌤, 링마스터, 링대표…등 나도 모르는 사이 류수희라는 이름 석자 대신 링에 관한 별명이 더 많이 붙기도 했다.

　전국을 돌며 수많은 지도자 양성 교육을 실시했고 그러면서 이어지는 앵콜 특강이 쇄도했다. 많은 사람들이 점점 몸이 회복되고 자세가 개선되어 가는 것이 보였다. 정말 보람 있었다. 아픈 곳을 치료해주는 것이 아닌 아프고 불편하지 않도록 건강 예방법을 알려주니 이 보다 더 값진 수업이 있을까. 교육을 하면서도 감사했고, 끊임없는 감동 후기에 한번 더 감사했다.

　국내 첫 링 교육과 보급을 시작한 사람의 책임감으로 더욱 좋은 프로그램으로 보답하고자 꾸준한 연구개발에 힘썼다. 사용하는 모든 분들의 목소리를 귀담아 듣고, 불편한 점, 아쉬운 점들을 찾아내어 기록하기 시작했다. 지금 생각하니 링을 통해 더 나은 것을 제공하고, 효과를 극대화하기 위한 그 당시의 활동이 지금의 나에게 정말 많은 도움이 되었다.

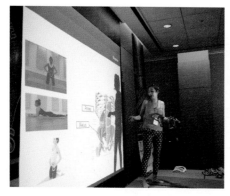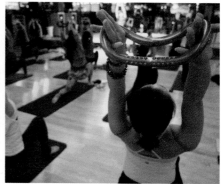

엠보링을 체계적으로 보급하고 알리기 위해 지도자 양성 교육에 힘썼다.

더 빠른 회복을 위해서는 어떻게 해야 좋을까? 사람들마다 좌우 밸런스가 다른데 그것에 맞게 적용할 수 있는 방법은 없을까? 왜 발만 풀지? 발만큼 중요한 게 손인데 손을 풀 수 있는 방법은 없을까? 점진적으로 강도를 조절할 수 있는 방법은 없을까? 컨텍 포인트를 좀 다르게 맞출 수는 없을까?

이렇게 나만의 노트 안에 고객이 만족했던 점, 불편했던 점, 또 부족한 점들을 매일 기록해 나가고 있을 때쯤이었다.

4년차 진행되는 독점 재계약에서 생각지도 못한 큰 비용의 로열티를 지불해야 한다는 문제로 계약을 지속할 수 없게 되었다. 그동안 쏟아 부은 돈이며 열정과 시간, 노력이 모두 물거품으로 돌아가는 느낌이었다. 마치 다 키워놓은 자식을 한 공원에서 잃어버린 느낌이랄까. 그 누구도 관심조차 없었던 작은 링에 수많은 가치를 부여하며 여기까지 키워왔는데 야속하기만 했다. 임신 6개월에 무거운 몸을 이끌고 그 먼 곳까지 갔는데 정말 속상하고, 그들이 원망스러웠다. 하지만 현실과 비즈니스는 냉정하다는 걸 또 한번 배우는 계기가 되었다.

당시 나를 잘 알고 있던 지인 한 분이 상황을 알고는 위로차 한말씀 해주셨다.

"잘 된 거야. 그동안 많은 경험을 했으니 이제 남의 밭에 농사짓지 말고 네 밭을 가꾸면 되지."

그분의 그 짧은 한마디가 나에게는 굉장히 큰 위로가 되었다. 또 뱃속의 아기를 위해서라도 더는 스트레스 받으며 집착할 필요가 없었다.

"그래. 잘됐어! 그동안 누구보다 더 많은 경험과 공부를 했으니 이것으로 된 거야!"

이것이 지금의 엠보링이 탄생한 계기가 되었다.

그간 링 교육과 비즈니스를 해오면서 느꼈던 부분들이 꽤 많았다. 나는 많은 이들에게 정말 좋은 프로그램과 소도구로 건강한 몸을 되찾을 수 있도록 도와주고 싶었다. 또 가격적인 부분을 최대한 부담이 덜 가게 해서 많은 사람들에게 알리고 싶었다. 그리고 강도조절 부분과 점진적 진행으로 이를 접하는 모든 분들의 자세와 통증이 더 빠르게 개선되었으면 좋겠다고 생각했다.

나는 평소 사람들의 건강을 위해 일하는 트레이너라는 직업에 대한 자부심이 강했다. 하지만 그보다 더 보람되는 것은 나에게 직접 트레이닝을 받는 사람들 외에도 수많은 사람들에게 좋은 프로그램과 도구를 제공해 그들의 몸을 회복하는데 도움을 주는 일이다.

그래서 지난 4년간 내가 경험하고 연구한 모든 것을 쏟아 부어서 '엠보링'이라는 이름의 건강 셀프 마사지 링이 탄생하게 되었다.

너무나 감사하게도 기능적인 면에서 뛰어난 인정을 받아 국내 유일의 특허를 받은 셀프 마사지링이 되었다. 뿐만 아니라 일본, 중국, 미국에서도 디자인 등록이 되었다. 또 특허청이 주최하고, 한국여성발명협회와 한국발명진흥회가 공동 주관한 여성발명왕대회에서 금상을 수상하였다.

시대가 시대이니만큼 누구보다 본인의 건강 케어에 관심이 많은 요즘이다.

내 몸 어디에 적용해도 잘 맞고, 사용하기 간편한 엠보링은 현대인들에게 꾸

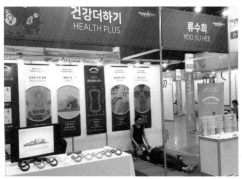
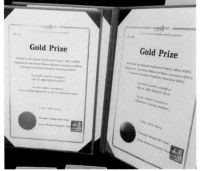

엠보링이라는 이름의 건강 셀프 마사지 링으로 여성발명왕대회에서 금상을 수상했다.

준한 관심과 사랑을 받고 있다. 현재는 '엠보링테라피' 혹은 '뭉친근육 시원하게 풀자'라는 클래스로 전국 롯데백화점 문화센터부터 휘트니스센터, 요가원까지 인기강좌로 강연과 시범지도 요청이 쇄도하고 있다.

　　현대사회를 살고 있는 모든 분들을 위해 언제 어디서든 손쉽고 편하게 내 몸을 스스로 케어하고 회복할 수 있도록 최대한 이해하기 쉽게 알려드리는 것, 그래서 100세 시대를 사는 우리들이 보다 건강한 몸을 유지하며 라이프스타일을 즐길 수 있도록 도와드리는 것이 트레이너인 나의 역할이자 사명이다.

엠보링은 이런 분들이 사용하면 좋다

❶ 종일 컴퓨터 앞에서 일하는 직장인

❷ 종일 서서 혹은 앉아서 근무하는 분

❸ 평소 스트레칭, 운동을 자주 못해 몸이 뻣뻣한 분

❹ 목, 등, 허리가 자주 뻐근한 분

❺ 힘든 육아로 피로가 쌓인 육아맘

❻ 운동, 취미생활을 즐기는 분

❼ 한쪽 회전운동 혹은 사용으로 불균형한 자세를 가진 분(골프매니아, 학교선생님 등)

❽ 다리가 잘 붓거나 부종이 있는 분

❾ 혈액순환이 잘 안 되고, 손발이 차고 쉽게 저린 분

❿ 책상 앞에 앉아 장시간 공부하는 학생, 수험생들(고등학생 이상)

⓫ 돈과 시간을 절약해 몸을 회복하고 싶으신 분

뭉친 근육을 풀 수 있는 셀프 마사지 소도구

효자손을 기억하는가? 효자손이 집집마다 있는 이유는 무엇일까? 가려운 등을 누구의 도움 없이 작은 막대기 하나를 이용해 쉽고 간편하게 스스로 해결할 수 있기 때문일 것이다.

그런데 만약 뭉친 등이나 어깨를 작은 소도구 링 하나로 누구의 도움 없이 풀 수 있다면 어떨까? 세상은 점점 더 복잡해지는 만큼, 그 세상을 살아가는 사람들은 더 편리하게 살기를 원한다. 그리고 복잡하지 않고 어렵지 않으며 힘들지 않고 쉬운 것을 선호한다.

'엠보링 셀프 마사지'의 가장 큰 장점은 굳이 남의 손을 빌리지 않고도 쉽고 편하게, 스스로 불편한 부분을 찾아서 뭉친 근육을 풀 수 있다는 점이다.

주체 역시 본인이기 때문에 정확히 그 부위를 찾아낼 수 있으며, 적정 강도도 스스로 조절할 수 있기 때문에 안전하며 효과적이다.

또 부피가 작아서 어디든 휴대가 용이하다. 사무실이든, 집이든, 기내 안에서든, 출장 갈 때, 여행갈 때, 어느 곳에서도 부담 없이 가져가서 간편하게 사용할 수 있다. 나는 운동하는 직업으로 해외출장 시에도 무조건 1순위로 챙겨가 기내에서부터 하루를 마감하면서 피로를 푸는 데 아주 요긴하게 쓰는 아이템이다.

게다가 반영구적으로 사용이 가능하고 전기세, 관리비용 등이 들지도 않는다.

이외에도 다양한 방법으로 안전한 스트레칭과 코어운동까지 할 수 있는 1석 3조의 역할이 가능하다. 정말 요즘 시대에 가성비를 넘어 가심비가 갑인 셈이다.

비용과 접근성에서 매우 뛰어난 엠보링 셀프 마사지는 현대인의 효자손이라고 불릴 만큼 유용하게 쓰이는 셀프 건강관리 파트너이다.

어쩌면 이 책을 다 읽었을 때쯤 단순하고 간단한 엠보링 사용법으로 인해 그동안 괴롭힘을 당한 시간과 근육경직으로 인한 통증이 허무할 지도 모른다.

이러한 장점들로 인해 컴퓨터, 스마트폰과 한몸이 되어 살아가는 직장인들, 집에서 가사일과 육아에 지친 육아맘들, 예쁜 다리를 만들기 위해 관리하는 여성들, 누구보다 몸의 회복이 우선인 엘리트 스포츠 선수들, 뒷목이 뻣뻣하고 눈

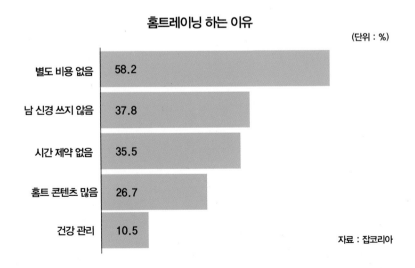

홈트레이닝 하는 이유

(단위 : %)

별도 비용 없음	58.2
남 신경 쓰지 않음	37.8
시간 제약 없음	35.5
홈트 콘텐츠 많음	26.7
건강 관리	10.5

자료 : 잡코리아

이 침침한 어르신들, 오십견으로 고생하는 분들, 임신부종으로 고생하는 임산부들, 종일 책상 앞에 앉아 있는 학생들까지 다양한 층의 사람들이 이 엠보링을 사랑한다. 이것이 SNS에서 화제가 된 이유기도 하다.

한국에서는 지금 수많은 유사제품의 링들이 쏟아져 나오고 있다. 가끔 고객이 이런 질문을 한다.

"이 많은 링들 중에서 어떤 걸 사야 하나요? 어떤 게 좋은 거에요?"

그래서 건강을 케어하는 트레이너 입장에서 최대한 빠른 회복과 높은 효과를 보고, 구매 후 후회하지 않도록 좋은 링의 기준을 정리해보았다. 겉으로는 모두 비슷해 보여도 전문가들은 사용해보면 금방 알 수 있다.

국내에서 처음 개발한 엠보링은 위의 모든 선택기준을 충족하는 제품이다. 이는 보다 세심하고 안전하게 지압점을 찾아 우리 몸의 회복을 더욱 빠르게 도와주며, 인체를 닮은 자연스러운 굴곡은 우리 몸 어느 부위와도 잘 맞게 설계되어 있다. 이런 점이 인정되어 특허발명상을 받았으며 특허와 디자인도 등록되었다.

이 외에도 폼롤러, 마사지볼 등 다양한 셀프 마사지 소도구들이 있다. 사실 무엇을 선택하느냐보다 더 중요한 것이 얼마나 꾸준히 사용하느냐 하는 것이다. 매일같이 쌓이는 피로와 뭉친 근육으로 인한 통증에서 벗어나고 싶다면 하루빨리 잠자고 있는 우리 몸을 깨우는 것이 급선무이다.

트레이너가 알려주는 구매 전 링 선택 기준법

❶ 인체공학적으로 안전하게 디자인 되었는지, 국가인증을 받은 제품인지 확인한다.

세상에는 비슷한 제품들이 많다. 소비자 입장에서 겉모양만 대충 봤을 때는 다 비슷해 보인다. 그렇다고 일일이 직접 확인하고 비교하는 것은 힘들다. 여러 가지 측면에서 검증을 거쳐 인증받은 제품을 구매하는 것이 안전하다. 디자인 등록, 특허 등록이 된 제품을 선호하는 이유인 것이다.

❷ 링 사용시 손, 발을 풀 수 있는 돌기가 있는지 확인한다.

손, 발을 충분히 풀고 피로한 부위의 마사지를 해야 한다. 손을 주무를 수 있거나 문지를 수 있는 돌기가 있어야 말초신경까지 자극을 주어 혈액순환에 더욱 효과적이다. 발바닥은 근막이 다른 곳에 비해 두껍기 때문에 더 강한 압박을 해야 한다. 만약 손과 발을 마사지하지 않고 바로 압박마사지를 하는 것은 마치 수영하기 전 준비운동 없이 바로 물 속으로 들어가는 것과 같다. 안전한 셀프 건강관리를 하기 위해서는 심장에서 먼 손과 발부터 충분히 자극하고 해당 부위의 마사지를 실시하는 것이 중요하다.

❸ 점진적 압박마사지가 가능한 링을 사용한다.

어떠한 운동을 하던지 초, 중, 고급의 과정과 강도라는 것이 있다. 사람마다 신체건강 상태가 다르고 근육의 경직상태와 컨디션도 매일 다르다. 매번 똑같이 사용하는 것보다 상태에 따라 강도 조절이 가능한 돌기가 한쪽 면에 있는지 확인한다.

❹ 돌기 간격이 1cm 정도 있는지 확인한다.

돌기의 역할은 강도 조절뿐만 아니라 손등과 손바닥을 문지르거나 주무를 때 유용하게 쓰인다. 손등은 우리 몸의 등이나 허리 쪽과 연결되어 있기 때문에 평소 등이나 어깨가 많이 뭉친 분들은 돌기를 이용해 손등을 풀어야 효과가 좋다. 손등을 문지를 경우 관절 사이를 마사지해줄 수 있는 약 1cm 정도의 간격이 좋다.

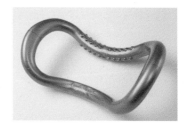

TIP

❺ **전문가 교육과정이 있고, 언제든 상담이 가능한 전문가가 있는 곳인지 확인한다.**

이왕이면 다홍치마라고, 사용하다 보면 궁금한 점들이 하나 둘씩 생긴다. 물론 설명서와 유투브, 블로그에도 자세한 설명들이 올라가 있지만 그래도 모르겠다면 전문가의 조언이나 상담을 해줄 수 있는 곳이 좋다.

❻ **가성비가 좋은지, 활용의 범위가 좋은지 확인한다.**

가끔 지도자 과정을 진행할 때 트레이너들에게 이런 말을 한다. 링을 가지고 한 가지 용도로만 사용한다면 가스레인지를 사두고 매일 계란후라이만 해먹는 것과 같다고 말이다. 이 책에서 소개하다시피 링의 사용범위는 무척 다양하다. 부위별 마사지만 해도 수십 가지이다. 스트레칭과 강화운동까지 더하면 100여 가지가 넘는다. 링이 있다면 다양하게 사용해보길 권한다.

❼ **반영구적인지, AS가 되는지 확인한다.**

엠보링의 장점 중 하나가 반영구적이라는 점이다. 일부러 힘을 가해 세게 두드리거나, 던지지 않는 이상 깨지거나 부러지지 않는다. 제품에 따라 재질이나 강도가 다르기는 하지만 일반적으로 쓰이는 하드제품은 반영구적이고 물 세척이 쉬워 위생적이다. 마사지숍이나 PT 한번 받는 비용으로 몇 십 년을 무제한으로 쓸 수 있다.

❽ **해외 통관비, 비싼 물류비 등을 소비자가 부담하는 것은 아닌지 확인한다.**

사람마다 소비의 가치가 다르겠지만 나를 위한 건강 셀프 마사지링이 이왕이면 가격이 부담되지 않으면 좋다. 모든 제품에는 기술력에 대한 값이 포함되어 있지만, 우리가 모르는 높은 유통비 또한 포함되어 있다.

❾ **위의 사항이 모두 충족되어 있는지 확인한다.**

위의 모든 사항이 충족되어 있다면 최고의 제품이 아닐까 한다.

통증을 완화하고
피로가 풀린다

건강한 정상근육은 수많은 수축과 이완을 통해 말랑말랑하고 탄력적으로 느껴진다. 그리고 그 아래 있는 뼈나 관절은 신경에 반응해 수축하며, 수축 후 다시 정상적인 모양으로 되돌아오는 것을 반복한다.

반면 기능장애를 일으키는 근육은 수축 후 정상적인 모양으로 돌아오지 않는다는 게 문제다. 수축 후 짧아진 자세가 유지되면서 혈류와 림프배액이 감소되고, 동작(골격의 움직임)에 제한을 받게 된다. 시간이 지나면서 이렇게 수축된 근육을 회복하지 못하면 만성적으로 변해가고 단단한 밴드처럼 느껴진다. 결국 근육의 긴장도가 증가하면서 유연성이 떨어지고 기능이 약화된다.

또 근육의 통증과 기능장애를 일으킬 수 있는 많은 요소들 중 하나로 통증유발점이 생기는데, 통증유발점은 골격근의 팽팽한 띠 안에 있는 과민한 지역으로 근육조직 또는 관련된 근막 안에 있다.

우리가 흔히 쓰는 '근육이 뭉쳐서 아프다'라는 것은 근육에서 오는 예민한 통증, 즉 앞서 얘기한 근막 안에서 통증을 일으키는 근막통증증후군이 원인이 되어 나타나는 것이다. 이는 잘못된 자세와 오랜 시간 앉아있으면서 근육의 스트레스가 반복되어 나타나는 현상이다. 주로 어깨와 목을 긴장하여 올리고 있다든지, 등을 구부정하게 구부린다든지, 가슴을 수축해 떨어뜨린다든지 등 한 자세를 장시간 하고 있는 일상 생활의 잘못된 자세에서 나타난다.

우리 몸의 근육은 얇은 막(근막)으로 씌어져 발바닥부터 종아리, 허벅지를 지나 허리, 등과 목, 이마 위까지 사슬모양처럼 연결되어 있다. 소시지의 껍질 혹은 삶은 계란 껍질 안쪽에 얇은 막을 생각하면 이해하기 쉽다. 이러한 근막이 여러 가지 이유로 손상을 입고, 근육이 긴장하면서 유연성이 떨어져 근육을 더욱 경직되게 만든다. 그리고 이러한 근육들은 뼈를 제외한 연부조직(근육, 인대, 신경 등)과의 협착으로 인해 근육통증과 피로감을 느끼게 만드는 요인이 된다.

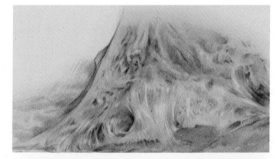

그러면 어떻게 하면 근육통증이나 근막통증증후군에서 벗어날 수 있을까?

이것은 너무나 간단하다. 근육통증과 피로감을 갖게 한 요인들을 하나씩 제거하면 된다. 잘못된 자세를 바로 잡고, 오랜 시간 앉아 있었다면 중간중간 스트레칭으로 몸 전체를 이완시키고 혈액순환을 촉

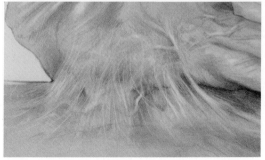

우리 몸의 근막

진시켜줘야 한다.

지금껏 통증관리를 소홀히 하거나 포기했던 이유 중 하나는 귀찮아서, 또는 대수롭지 않게 생각했기 때문이다. 혹은 관리를 하였다 하더라도 꾸준하지 못해서 온 경우가 많다. 본인 스스로의 의지를 가지고 꾸준히 시도하면 그만큼의 보상은 분명히 따라온다. 과긴장, 과사용을 없애고 약해지고 응축된 근육들을 하나씩 풀어가기 위한 관리는 통증에서 해방하는 데 있어 매우 중요하다.

누군가의 도움이 아닌 스스로 손쉽게 뭉친 어깨, 등, 허리, 종아리 등 부위별로 풀어 나가보자. 가장 좋은 해결방법은 스스로 꾸준히 실시하는 것이다.

올바른 엠보링 마사지법

무조건 아프면 좋을 것이다, 강하게 누를수록 빨리 회복될 것이다는 생각에 근육이 손상될 정도로 심하게 압박해서는 안 된다. 마사지를 한 다음날 환부에 멍자국이나 부기, 작열감이 생기지 않도록 점진적으로 진행하는 것이 좋으며, 한번에 많이 하기보다는 자주 여러 번 실시하는 것이 좋다. 또한 압박 시 뼈가 아닌 근육에 닿도록 한다.

❶ **강도**
약간의 통증이 기분 좋은 시원함으로 느껴질 정도로 시작해 참을 수 있는 만큼의 자극이 느껴지는 정도까지 점차적으로 단계를 높여나간다.

❷ **호흡**
긴장된 근육을 풀어내기 위해서는 힘을 빼고 편안한 호흡과 함께 실시한다. 간혹 뭉친 부위를 자극하는 데 있어 호흡을 참는 경우가 있다. 근육을 충분히 이완시키고 풀어주기 위해서는 호흡을 이용해(내쉬며) 힘을 빼는 연습을 하자.

❸ **단계**
엠보링 셀프 마사지 건강법은 3단계(PMR시스템: PRESS-Movement-Relaxation)에 걸쳐 가장 효과적인 방법으로 결과를 만들어내는 데 집중되어 있다. 첫 번째, 압박PRESS 단계는 근육의 힘을 뺀 상태로 뭉친 부위에 안전하게 링을 위치시켜 체중을 싣는다. 두 번째, 움직임 Movement 단계는 자연스럽고 편한 호흡과 함께 링의 커브를 이용해 좌우로 움직인다. 세 번째, 휴식Relaxation 단계는 마사지한 부위를 편안하게 이완시킨다. 이 단계를 거쳐 우리 몸을 안전하게 회복시킨다. 이 책에서도 이 시스템에 맞게 가장 효과적인 방법을 제시한다.

❹ **빈도**
개개인의 상태에 따라 다르겠지만 한번에 오래 자극하는 것보다 매일 조금씩 실시하는 것이 통증을 경감하는 데 있어 훨씬 도움이 된다. 가장 편하게 휴식을 취할 수 있는 시간을 정해서 조금씩 풀어나가 보자.(아침-기상 후 경직된 근육과 정신을 깨우기 위한 10분, 저녁-하루의 피로를 풀어주고 숙면을 유도하는 시간 10분)

자세가 개선되고
몸매가 살아난다

직립보행의 토대는 발과 다리, 그리고 골반이다. 이러한 토대가 변형되면 그 속에서 건강하게 서 있어야 할 집의 기둥(척추)과 집안(흉곽과 내장), 지붕(목과 머리), 창문(견갑골)이 기울어진다.

필사적으로 버티고 있다고 해도 어느 날 약한 부분이 무너져 내리면 집(신체)의 붕괴가 시작된다. 만약 지금 불균형한 자세를 취하고 있다면 이것은 토대가 되는 무엇에선가 문제가 나타났다는 증거이다.

반대로 토대가 되는 관절을 제 위치로 다시 가져다 놓고, 주변을 강화시킨다면 그 집(신체)은 바로 세워질 것이다.

전신이 보이는 거울 앞으로 다가 서보자. 시선은 정면을 향하고, 편한 차렷 자세로 서보자. 의식하고 서면 안 된다. 자연스럽게 서도록 한다. 손등이 거울에 어느 정도 보이는지 체크해본다.

- 엄지와 검지만 보인다 〉 매우 좋음
- 중지 중간 면까지 보인다 〉 보통
- 손등 전체가 다 보인다 〉 나쁨

손등이 많이 보이면 보일수록 어깨가 안으로 말려 있거나 상체가 구부정할 확률이 높다.

위의 테스트는 상체의 굽은 정도를 간단하고 쉽게 확인해볼 수 있는 테스트이다. 물론 이것을 100% 정확하다고 단정지을 수는 없다. 더욱 정확한 상태를 파악하기 위해서는 이 외에 전문가의 도움을 받아 여러 가지 테스트를 통해 반복 체크하여 나쁜 부분이 무엇인지 알아내야 한다.

아래 그림의 두 사람은 동일 인물이다. 오른쪽 사람이 정상적으로 보이는 것은 전문가가 아니어도 잘 알 수 있을 것이다. 왼쪽 사람의 나쁜 자세를 회복하기 위해 엠보링을 이용해 2개월간 셀프 마사지를 실시하였다.

무너져 있던 흉곽(가슴을 바구니처럼 싸고 있는 뼈대, 갈비뼈 통 전체)을 넓히고 (p.147), 단축된 가슴 앞쪽 근육(소흉근)과 안으로 말려 있는 어깨근육을 펴주는

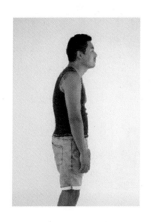
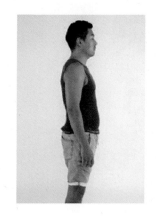

셀프 마사지 동작(p.129, 139)을 실시했다. 그리고 이 자세를 계속 유지하기 위한 아래 등 강화운동도 함께 실시하여 자세를 개선시켰다. (p.196)

앞쪽 면의 왼쪽 사람과 같은 구부정한 자세는 외관상 봤을 때도 키가 작아 보이게 하고, 구부정한 자세로 인해 좋지 않은 인상을 줄 수도 있다. 미용상의 문제뿐만 아니라 스스로가 느끼는 불편함이 더 많을 것이다.

무너진 자세는 늑간(갈비뼈 사이)의 간격이 좁아지면서 호흡이 짧아지는 문제도 생긴다. 이러한 자세가 지속되면 어깨가 앞으로 말리기 쉽고, 그로 인해 등 뒤의 견갑(날개뼈)이 바깥쪽으로 빠지게 되면서 심하면 날개뼈가 들리기도 한다.(wing scapula) 이렇게 변형되는 골격을 잡아주기 위해 우리 몸의 자세 유지근(견갑하근, 능형근, 전거근)들은 더욱 피곤하고 약해진다.

이로 인해 등과 어깨의 통증이 느껴지게 되며, 더 나아가 연결된 견관절(어깨관절)의 가동범위까지 떨어지는 상태가 진행되기도 한다.

이미 견관절(어깨 관절)의 움직임(팔을 위로 올리고 내리거나 회전하는 등)에 제한을 받는다면, 이는 견관절 하나만의 문제가 아니다. 여러 요인들이 있겠지만 그 중 우리 몸의 척추를 바로 세우고 몸통(흉곽)을 회복시키는 것이 이들을 바로 잡는 시작점이 될 수 있다.

우리의 몸통(흉곽)을 골프의 T라고 생각하라. T가 제대로 서있어야 그 위에 골프 공을 잘 얹을 수 있듯이 우리 몸도 몸통(흉곽) 위에 날갯죽지(견갑)가 안전하게 자리 잡고 있어야 견관절(어깨관절)이 잘 움직일 수 있는 것이다. 결국 몸통(흉곽)과 견갑(날개뼈)의 회복은 견관절의 가동범위와도 매우 밀접한 관계를 맺고 있다.

위에서 얘기한 것과 같이 우리 몸은 관절과 근육 하나하나가 서로 연결이 되어 있다. 이러한 연결고리들의 꼬인 매듭을 하나씩 풀어나감으로써 자세가 개선되며, 그로 인해 옷입는 태가 달라지고 인상도 좋아지는 효과를 얻을 수 있는 것이다.

취업란이 심해지는 요즘, 면접에서 첫 인상을 좋게 하기 위해 여성뿐만 아니라 남성들도 미에 대한 관심도가 높아져 일명 취업시술을 하는 사람들도 많다고 한다. 물론 인상(얼굴)도 중요하지만, 전체적으로 풍기는 이미지나 자세 또한 무시할 수 없다. 만약 당신이 심사관이라면 구부정한 사람을 뽑겠는가, 바른 자세를 지닌 사람을 뽑겠는가.

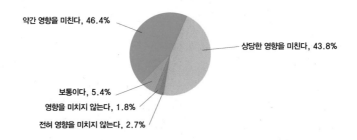

[인사담당자] 면접 시 외모가 채용에 영향을 미치는가

[출처: 잡코리아 / 단위:%]

약간 영향을 미친다, 46.4%

상당한 영향을 미친다, 43.8%

보통이다, 5.4%

영향을 미치지 않는다, 1.8%

전혀 영향을 미치지 않는다, 2.7%

"통계청에 따르면 올 1분기 도내 실업자는 3만 4,000명이다. 이는 1분기 기준 통계를 시작한 2010년 이후 최고치에 달한다."

"면접채용 시 첫인상이 차지하는 비중이 평균 74.8%로 집계된 반면, '전혀 고려하지 않는다'는 그룹에서는 절반 수준인 32.0%로 집계됐다."

"인사 담당자들은 면접 시 지원자에 대한 첫인상이 결정되는 데 평균 10분 5초면 충분하다고 답해 짧은 시간 내 합격의 여부가 갈리는 것으로 드러났다."

유연성이 증가한다

10여 년 전 미국 휘트니스 컨벤션(세계 각국의 피트니스 강사, 관계자들이 모이는 컨퍼런스&전시회. 매년 새로운 프로그램과 전시회 진행)에서의 일이었다. 아침 7시에 시작된 첫 클래스. 각 나라에서 모인 트레이너를 비롯 새로운 프로그램을 소개하기 위해 준비하는 프레젠터 강사님과 스텝들로 강의실 안은 가득 차 있었다.

강사에 대한 소개가 끝난 후 프레젠터는 느닷없이 앞숙이기를 먼저 시키는 것이었다. 몇 일 동안 수많은 클래스에 참여하고, 여기저기 전시회를 뛰어다닌 나는 몸이 천근만근 뻣뻣하게 굳어있는 상태였다. 휘트니스업 10년된 트레이너라고 말하기 민망할 정도였다. 그리고는 참가자들 중 한 사람을 지목해 모델로 세웠고, 그 사람의 유연성 정도를 보여줬다.

이후 프레젠터는 우리 몸의 구조에 대한 설명이 시작되었고, 다양한 소도구를 이용해 발바닥 근육을 풀기 시작했다.

10분쯤 풀었을까? 다시 앞숙이기 동작을 해보라는 강사의 말에 모델로 지목 되었던 트레이너가 앞숙이기를 시작했다. 방금 전까지만 해도 바닥에 손끝만 닿 았던 것이 손바닥까지 닿는 게 아닌가.

어머나 이게 도대체 뭐지? 내 눈을 의심하며 나 역시 앞숙이기를 시도했다. 세 상에! 나 역시 아까와는 너무나 다른 상태를 보였다. 불과 10분 전만 해도 뻣뻣 했던 내 몸이 너무나 부드럽게 내려가는 것이 아닌가. 그것도 아까보다 훨씬 더 많이. 도대체 이건 무슨 원리야! 신세계를 경험한 나는 우리 몸에 대한 연구를 더 깊게 하게 된 계기가 되었다.

쉽게 말하자면 상체 앞숙이기(체전굴)를 할 때 주로 당기는 부위는 허벅지 뒤 쪽과 종아리이다. 그런데 이와 전혀 상관없어 보이는 발바닥을 마사지해주는 이 유는 우리 몸의 근육이 연결되어 있기 때문이다. 우리 몸의 근육은 발바닥부터 종아리, 허벅지, 등, 이마 위까지 하나의 막으로 씌어져 연결되어 있다. 나와 모 델로 선 그 남자처럼 뻣뻣했던 몸이 발바닥을 풀어줌으로써 부드럽게 앞으로 숙 여질 수 있었던 이유가 시작점을 풀었기 때문이다.

뒤쪽의 근육들이 잘 뭉치고 단축되어 있다면, 또 유연성이 떨어져 몸이 뻣뻣 하다면, 지금 당장 발바닥 마사지부터 시작해보 자. 발바닥을 자극하는 것은 뒤쪽의 긴장되어 있 던 근육들이 서서히 풀려나가는 중요한 핵심이 된다.

앞서 말했듯이 우리 몸의 구조는 대부분 앞쪽 으로 숙여지기 쉬운 구조이다. 때문에 아무런 활 동을 안 해도 후면사슬은 늘 피곤한 상태이다.

게다가 현대인들은 일상생활의 대부분을 앉아

후면사슬 Posterior Chain

우리 몸은 각 근육들이 골격 위에 자리를 잡고 있고, 그 근육들은 근 막이라는 얇은 막으로 씌어져 있 다. 이 근막으로 씌워져 있는 근육 들은 발바닥에서부터 종아리, 허 벅지, 골반, 허리, 등, 목을 지나 이 마 앞쪽까지 체인처럼 연결이 되 어 있다. 이들을 우리는 후면사슬 이라고 한다.

서 지내고, 구부정한 자세를 유지하는 경우가 많기 때문에 더욱 뒤쪽 근육들이 경직이 되고, 특히 허벅지 뒤쪽 근육의 단축이 많다. 이는 허리통증이나 나쁜 자세, 보행이상 등의 기능장애로 이어지기도 한다.

이처럼 후면사슬은 인간의 기본적 움직임을 만들어내는 데 중요한 역할을 하고 있으며, 유연성과도 밀접한 관계를 맺고 있다. 또한 여러 가지 근골격계 변화를 유발하기 때문에 근력운동만큼이나 중요한 부분을 차지하고 있다.

하지만 우리 몸의 뒤쪽이기 때문에 스스로 관리하고 풀어내기란 쉽지 않다. 불현듯 예전 할아버지를 따라 약수터에 올라가면 큰 나무에 등을 대고 탁탁 치며, 운동하던 어르신들이 생각난다. 이런 이유 때문이었을까?

뒤쪽의 피로근육을 풀고 싶을 때는 누군가에게 부탁을 하거나 혹은 그냥 이러다 말겠지 하고 그냥 지나치는 게 대부분이다. 그렇게 대충 넘어가고 대수롭지 않게 생각했던 것들이 하나 둘 쌓이게 되면서 불쾌한 통증들로 나타나고, 이로 인해 활동이 점점 더 줄어들면서 몸은 더 뻣뻣해지고 유연성이 떨어지게 되는 이유이다.

유연성은 관리하면 할수록 좋아진다. 다시 말해 안 하면 안 할수록 나빠진다. 우리 몸은 무엇보다도 정확하다. 어떻게 관리했느냐에 따라 결과는 그대로 나타난다. 그것이 체중관리가 됐든, 근육관리가 됐든, 유연성 관리는 모두가 다 동일하다. 지금의 내 몸은 예전의 내가 이렇게 관리한 탓에 나타난 결과다. 그리고 앞날의 내 몸 상태는 오늘부터 어떻게 관리하느냐에 따라 달라진다.

변화하고 싶다면, 통증에서 벗어나고 싶다면, 가벼운 몸을 원한다면, 벼락치기가 아닌 매일매일 조금씩 내 몸을 보살피자. 내가 좋아하는 종류의 운동에만 집중하는 것이 아닌 웨이트 운동, 유산소 운동, 회복 운동까지 골고루 실행하자.

영양소를 골고루 섭취해야 건강한 식생활이 유지되는 것처럼, 100세까지 건강한 자세와 몸을 유지하고 싶다면, 꼬여 있는 후면사슬부터 풀어보자. 유연성 그 이상의 결과를 가져다 줄 것이다. 엠보링 셀프 마사지가 쉽고 간단하게 도와 줄 것이다.

유연성을 높이는 올바른 스트레칭법

❶ 스트레칭을 적어도 1주일에 3회 이상 실시한다. 스트레칭을 하기 전 긴장된 뒤쪽 근육이완과 몸의 혈액순환과 체온을 높여 줄 수 있는 발바닥 마사지를 먼저 하도록 한다. 이는 근육을 부드럽게 만들어 스트레칭 효과를 배가 시켜 준다.

❷ 스트레칭 동작을 8~12초 정도 유지하고 다시 처음으로 되돌아 간다

❸ 호흡은 천천히 깊게 하면서 자연스럽게 실시한다.

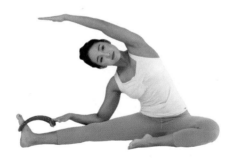

※ 주기적으로 스트레칭 시간과 수준을 점차 늘려가고, 신체 전 부위를 스트레칭 대상으로 하되, 반동을 주는 스트레칭은 피한다.

부종이 완화되고
노폐물이 제거된다

20년 넘게 휘트니스업에 종사한 덕에 나는 부종의 문제로 큰 불편함을 느낀 적이 없다. 하지만 40세가 훌쩍 넘는 나이에 늦은 출산을 겪으면서 부종을 온 몸으로 톡톡히 느꼈다. 임신 중기가 넘어가면서 다리는 점점 부어오르고 만삭 때가 다되어 가서는 발까지 엄청나게 부어오르기 시작했다. 남자 신발도 안 맞을 정도였으니 말이다. 그리고 출산 후에는 다시 원래의 몸상태로 돌아가는 줄 알았지만 부종이 계속 되었다. 이미 나의 다리와 발은 코끼리가 되어 있었고, 예전 상태로 가기 위해 거꾸로 자전거 달리기와 스트레칭을 수없이 실시하였다. 하지만 결과는 생각만큼 쉽게 좋아지지 않았다.

"안 빠지면 어떻게 하지?" 걱정이 태산이었다. 그때 갑자기 눈앞에 엠보링이 보였다. "아, 맞다! 이게 있었지?" 매번 지도자들과 고객에게만 알려주고 케어해 줬지 정작 나한테는 소홀했기에 생각조차 하지 못했다. 등잔 밑이 어둡다는 말이 이런 게 아닌가 싶었다.

　나는 링을 사용해 발바닥과 종아리 마사지로 혈액과 림프의 흐름을 촉진시키고, 노폐물을 배출시키는 데 집중하였다. 그리고 몇 일이 지나지 않아 부종이 점차 완화가 되었고, 일주일 만에 숨어 있던 나의 발목을 되찾게 되었다.

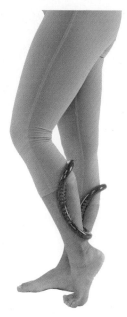

종아리 마사지로 혈액과 림프의 흐름을 촉진시켜 부종을 해소할 수 있다.

　추운 겨울이 지나 따뜻한 봄날이 되면 인기 검색어에 빠지지 않고 등장하는 것이 바로 원피스이다. 겨우내 감춰뒀던 건강하고 탄력 있는 다리를 뽐내고 싶어서인지, 아니면 기분 탓에 상큼하게 원피스를 입고 싶어서인지는 몰라도 여성의 욕구가 봄과 함께 나타나는 것은 분명하다. 재미있는 사실은 원피스와 동시에 종아리 살 빼기 운동이 함께 높은 검색률을 보인다는 것이다.

　실제로 링테라피 수업을 하게 되면 특히 젊은 여성들에게 종아리에 관한 질문을 가장 많이 받게 된다. 어떻게 하면 다리가 날씬해지나요? 어떻게 하면 다리가 예뻐 보이나요?

　대부분 그들의 직업상 특성은 오래 앉아있거나. 혹은 장시간 서서 근무하는 직업군의 여성이 많다. 순환의 문제로 나타나는 부종들이 그들을 괴롭히고 있는 것이다. 하지만 미의 완성도를 높이기 위한 하이힐을 버리지 못하고, 직업을 바꾸지 않는 한 이들의 고민은 악순환처럼 계속해서 반복될 것이다.

　발은 체중을 지탱할 뿐만 아니라 몸의 균형을 잡고 이동을 가능케 하는 인체의 중요한 기관이다. 또한 인체의 축소판이라 불릴 만큼 신체의 각 부분과 긴밀

하게 연결되어 있어 발을 관리하는 것은 매우 중요한 일이다.

높은 하이힐을 신을 기회가 많은 현대 여성들은 발목, 발등, 엄지발가락 등에 많은 무리가 가해지기 때문에 근육의 피로도가 높다. 뿐만 아니라 정맥류, 하지 부종, 외반모지증 및 굳은 살, 발가락 변형 등과 같은 발과 다리와 관련된 질병들이 유발되는 경우가 많다.

특히 장시간 서서 근무하는 스튜디어스, 간호사, 교사, 미용사, 피부관리사, 계산원과 같은 직업군에서는 하지 부종이 많이 나타나는데 이들과 관련된 대표적인 다리 질병군이다.

하지 부종은 하지에 체액이 정체되거나 영양분의 이동 및 노폐물이 빠져나가지 못해 부어 오르는 현상을 말하는데, 혈관과 조직 사이에서 액체이동의 압력 변화가 있을 때 발생된다.

이러한 하지 부종과 같은 증상을 호소하는 사람들이 많아지면서 마사지, 발반사요법, 족욕, 스파테라피 등 다양한 비약물 관리법들이 적용되고 있으며, 그 효과가 보고되고 있다(정선화, 2008; 이미나, 2012; 오진아와 윤채민, 2008; 노효련, 2010).

이들 방법들 이외에도 림프마사지에 대한 효과가 주목을 받고 있다. 림프마사지는 림프관의 운동과 수축력을 증가시켜 림프의 흐름을 촉진시키고, 조직 내 노폐물의 배출을 용이하게 하는 효과가 있다.(Beck, 2005; French, 2003; Kasseroller, 1998).

엠보링 셀프 마사지 건강법에서는 이러한 부종을 없애기 위해 문지르기, 압박하기 등의 마사지법을 통해 해당 부위를 자극하여 림프의 흐름을 촉진시키며 종아리와 발바닥 마사지로 혈액순환에 도움이 된다.

이러한 효과들 때문에 화제의 잇아이템으로 SNS상에서 '종아리를 얇게 만드는 운동, 종아리 부종, 종아리 살빼기' 등의 수식어가 붙기 시작했다.

홈터족을 위한 럭셔리 셀프 마사지

혼족이 많아진 요즘이다. 대충족, 간단족도 있지만 오히려 본인을 위해 투자하는 시간과 돈에 가치를 두는 럭셔리족도 많다.이왕 할 거면 몇십만 원 하는 고급 마사지숍 부럽지 않게, 누구의 방해도받지 않고, 오로지 나를 위한 힐링의 세계로 빠져보자. 아래 팁들이 긴장과 스트레스를 풀어주고, 나만을 위한 고급스러운 힐링의 시간으로 만들어 줄 것이다.

❶ **머리끈** : 머리가 긴 여성은 머리끈을 준비해 묶어준다. 사용 시 링에 머리카락이 낄지도 모르니 위로 올려 묶은 머리를 추천한다. 일명 똥머리다.

❷ **타올** : 강도를 조절할 때(작은 타올)와 마지막 릴렉스 회복 시 복부에 덮어줄 때(큰 타올) 필요하다. 타올 한 장으로 엄마 품에 안긴 듯한 편안함을 느낄 수 있다.

❸ **물과 차** : 미지근한 물, 혹은 좋아하는 차를 따뜻하게 준비해두면 좋다. 온몸을 부드럽게 풀어준 후 마시는 따뜻한 차 한 잔이 몸과 기분을 더욱 상쾌하게 한다.

❹ **매트** : 링이 미끄러지지 않도록 제 위치에 잘 고정될 수 있게 고무, 실리콘 재질의 매트를 준비한다. 어린이 매트, 주방용 매트도 좋다.

❺ **음악** : 평소 좋아하는 음악이 있으면 준비한다. 피아노나 조용한 클래식, 자연의 소리를 틀어두고 하면 더욱 좋다. 숲 속에 들어와 있는 듯한 기분을 느낄 수 있다.

❻ **조명** : 누워서 움직이는 동작이 많기 때문에 너무 밝은 천장에 백색등보다는 은은한 보조 조명을 더 권한다.

❼ **아로마 향초** : 좋아하는 향초가 있으면 준비한다. 준비하는 동안부터 기분이 좋아진다.

❽ **핸드폰** : 내 시간을 방해 받지 않기 위해 무음모드로 한다. 혹은 음악을 틀 때면 비행기 모드로 바꿔놓고 오로지 나만의 시간을 즐기도록 한다. 그리고 가끔 너무 행복할 때는 그 순간을 남기기 위해 셀카로 인증샷을 남긴다. 생각지도 않게 분위기 있는 사진이 나올 수 있다.

※ 방 한 켠에 위의 준비물을 놓고 언제든 힐링이 필요할 때 나만의 시간을 가져보자. 뭉친 근육을 풀어줄 뿐 아니라 복잡했던 머리 속까지 정리될 것이다.

혈액순환이 좋아진다

혈액이 심장에서 나와 온 몸으로 퍼져 나가는 것은 매우 중요하다. 구석구석 퍼진 혈액은 노폐물과 이산화탄소를 신고 다시 심장으로 돌아오는 것을 반복, 순환하면서 돌아간다. 그 중 발과 종아리는 아래쪽으로 내려간 혈액이 쌓이지 않도록 다시 심장으로 밀어 올리는 역할을 하고 있다. 그래서 제2의 심장이라고 불리는 만큼 혈액순환에 있어 매우 중요한 역할을 하고 있다.

이 종아리의 기능이 약해지면 혈액순환이 잘 안 되고 우리 몸 곳곳에서 문제점이 나타나기 시작한다. 혈류가 막혀 혈전이 생기기 쉽고, 혈관이 노화되면서 뇌졸중이나 심장병과 같은 무서운 질병을 유발할 수도 있다. 또 영양, 호르몬이나 혈액 순환이 원활하지 않아 손발이 차가워지고, 이로 인해 위장과 심장, 신장또한 잘 작동하지 않아 면역력도 떨어진다. 이 외에 원활하지 못한 혈액의 흐름은 심장마비, 혈전, 하지정맥류, 뇌졸중, 치매 등의 원인이 되기도 한다.

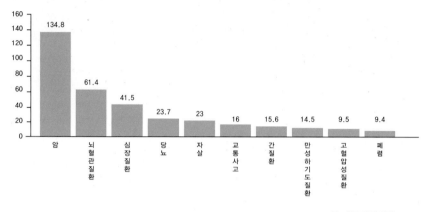

우리나라 심장질환 사망률 현황

주 : 인구 10만 명당
자료: 통계청 (2006년)

혈액순환 장애는 단순히 피가 잘 안 통하는 것으로 끝나는 것이 아니다. 영양분이 제대로 몸에 전달이 안 되기 때문에 앞서 말한 여러 가지 문제가 생기게 된다. 이것이 나이가 적든 많든 혈액 순환과 관련해 항상 촉각을 곤두세워 신경 써야 하는 이유다.

특히 오랜 시간 의자에 앉아서 업무를 보는 직장인들이라면 순환의 문제가 나타나기 쉽기 때문에 미리 예방하는 것이 중요하다. 이러한 환경 때문인지 얼마 전 뉴스에서는 60~70대 이후 발생률이 높은 치매가 요즘은 30~40대에도 나타난다며, 그 이유인즉 혈액순환 장애가 원인이 된다고 발표한 기사를 보았다. 그만큼 혈액순환은 중요하고, 수술하고 치료해서 회복하는 외상과는 달리 심장과 밀접한 관계를 맺고 있기 때문에 결코 그냥 지나쳐서는 안 된다.

그래서인지 장수의 나라 일본에서는 제2의 심장인 종아리에 대한 마사지 요법에 관한 책이 베스트셀러 1위에 오를 정도로 많은 이들의 관심을 끌었다.

결국 혈액순환을 원활하게 도와줄 수 있는 운동과 동시에 발과 종아리 마사지를 꾸준하게 해주는 것이 건강관리의 기본이자 시작인 셈이다.

매일 잠들기 전 5분만이라도 종아리, 발 마사지를 통해 혈액순환을 촉진시켜 셀프 건강관리법을 실천해보자.

엠보링을 사용할 때 주의사항

❶ **압박 시 무게 제한은 110kg이다.** 엠보링 셀프 마사지 건강법은 체중을 이용한 압박마사지이다. 그렇기 때문에 종류별로 하중을 버틸 수 있는 무게 제한이 있다.

❷ **뒤에 링을 대고 누운 자세에서는 눈을 뜨거나 빠르게 움직이지 않는다.**(울렁거림증이 유발됨) 사람에게는 달팽이관이라는 평형을 유지하는 기관이 있는데 움직임이 지속적으로 반복될 때 멀미를 유발한다는 보고가 있다. 링을 대고 누워서 움직임을 반복하기 때문에 시선이 계속해서 움직이지 않도록 눈을 감고 천천히 움직이도록 한다.

❸ **임산부는 링을 배에 깔고 엎드리는 동작은 삼가한다.** 간혹 임신인 줄 모르고 셀프 마사지를 하는 경우가 있다. 마사지가 문제가 아닌 그 중에서 복부에 링을 대고 엎드려 압박을 주는 동작에서 문제가 나타날 수도 있다. 사전에 반드시 체크하고 실시하여야 한다. 임산부는 또한 발마사지 시 자궁을 수축할 수 있기 때문에 연결되어 있는 발 뒤꿈치 압박은 삼가한다.

❹ **던지거나 두드릴 시 깨질 위험이 있으니 주의한다.** 제품의 소재와 디자인상 굴곡이 있는 딱딱한 pp제품이기 때문에 일부러 던지거나 두드릴 시 깨질 수 있으며 부상을 입을 수 있기 때문에 주의한다.

❺ **1분 이상 정지된 상태로 유지하지 않는다.** 압박마사지의 원리는 마치 수도꼭지에 연결된 호스와 같다. 졸졸 흐르던 호스에 압박을 주면 수압이 세지는 것처럼 압박을 통한 마사지는 뭉친 근육을 풀어내면서 동시에 혈관의 흐름을 좋게 만든다. 너무 긴 시간 정지자세로 압박 후 떼었을 때 쏟아지는 혈액으로 심장과 뇌에 무리가 될 수 있으니 정지되어 있는 상태를 1분 이상 유지하지 않는다.

❻ **너무 심한 통증은 참지 않는다.** 사람마다 느끼는 정도의 차이는 다르지만 적정 강도는 기분 좋게 느껴지는 정도의 강도로 시작해 참을만한 통증까지 실시한다. 심한 통증은 오히려 주변 근육을 긴장시키고 손상시킬 수 있다. 너무 심한 통증이 느껴진다면 바닥 두께를 이용하거나 소프트한 링으로 교체하여 사용한다. (바닥 두께가 두꺼울수록 닿을 때 강도는 약해진다.)

❼ **바닥 매트는 링이 미끄러지지 않고 고정이 가능한 고무, 실리콘 재질 등의 요가매트가 좋다.** 링을 바닥에 대고 체중을 이용해 압박하기 때문에 바닥이 미끄러져 링이 움직이게 되면 해당하는 부위에서 벗어나고, 뼈에 쉽게 닿을 수 있어서 효과가 떨어진다. 몸이 움직이는 동작 시 링이 고정될 수 있도록 미끄러지지 않는 소재의 매트를 사용하는 것이 좋다.

건강은 이론이 아니라 실천이고,
생각이 아니라 행동이다.
−김도균 교수

제2장

직장인을 위한
부위별 초간단
셀프 건강관리법

10분이면
충분해

모든 사람은 자신의 몸이라는
신전을 짓는 건축가이다.
−헨리 데이비드 소로우

1. 엠보링의 명칭, 사용방법 (용도, 위치)

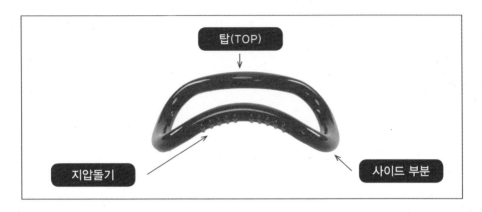

탑(TOP)

지압돌기

사이드 부분

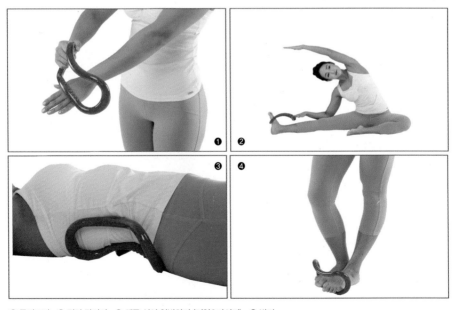

❶ ❷ ❸ ❹

❶ 문지르기 ❷ 걸어 당기기 ❸ 체중 실어 압박하기 (지압&마시지) ❹ 밟기

2. 하루의 피로를 풀어주는 초간단 발마사지

발바닥은 우리 몸의 축소판이자, 뒤쪽의 경직되어 있는 근육을 풀어가는 첫 시작점이 된다.

발바닥을 자극함으로써 혈액순환이 원활해지고, 균형감각을 유지하는 아치를 활성화시켜 보행의 안정화에 도움을 준다. 또한 발바닥은 발목의 가동성과 밀접한 관계를 맺고 있어 발바닥 마사지를 통해 건강한 발목과 무릎을 만든다.

엠보링 발마사지는 쉽고 안전하게 할 수 있으며, 세심한 자극과 부위의 압박을 통해 대사를 활성화시킨다.

1. 코	21. 비장
2. 갑상선	22. 십이지장
3. 기도(기관지)	23. 쓸개
4. 인후	24. 췌장
5. 전두동(부비강)	25. 횡행결장
6. 부신	26. 요도관
7. 소뇌	27. 소장
8. 삼차신경	28. 하행결장
9. 부갑상샘	29. 직장
10. 눈	30. 미골
11. 귀	31. 항문
12. 림프	32. 무릎
13. 승모근	33. 무릎 관절
14. 어깨	34. 고관절 탈구
15. 폐와 기관지	35. 생식선, 난소
16. 심장	36. 생식기
17. 소화시스템	37. 치질
18. 위	38. 신경계
19. 방광	39. 충수
20. 신장	40. 뇌하수체
	41. 고혈압

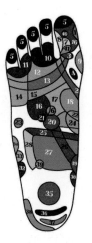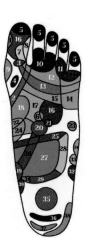

발의 혈자리

발마사지의 가장 기초가 되는 동작으로 한 곳만 밟기보다는 앞뒤로 움직이면서 발바닥 전체를 밟아준다. 통증이 심한 분들은 잠깐씩 바닥으로 내려왔다가 다시 올라가서 밟는다. 발바닥은 강도 조절을 하기보다는 살짝 아픈 정도로 유지하여 뭉쳐있는 근막을 풀어낸다.

● 링위치 : 탑-바닥-가로-2개

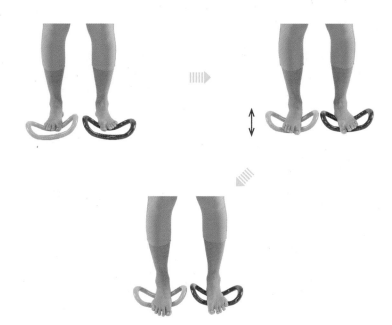

따라 하기

1 링 2개를 이용해 탑이 바닥을 향하게 하고 가로로 나란히 바닥에 놓는다.
2 양발은 링을 밟고 올라선다.
3 한발씩 체중을 실어 좌우로 밟으면서 움직인다.
4 앞뒤로 움직이며 발바닥 전체를 눌러준다.

TiP 링을 이용해 발마사지를 할 경우 강도는 눈물이 찔끔 나올 정도로 아프게 진행해야 효과적이다. 너무 심하게 아플 경우 소프트링 혹은 바닥 매트를 두껍게 깔지 말고, 짧은 시간만 진행하더라도 센 강도로 실시하고, 이후 시간을 점차 늘여나가는 것이 효과적이다.

02 발마사지　　　　　　　　　　발가락 오무렸다 펴기

발가락을 오무렸다 폈다 하는 동작은 발바닥의 족저근막의 수축과 이완을 자극해 발건강의 도움을 준다. 또한 발가락 마디 뒤가 우리 신체의 축소판으로 발가락 마디 뒤와 연결되어 있는 부위를 활성화 시켜준다. 어디와 연결되어 있는지 확인해가며 움직이면 더욱 좋다.(p.60 참조)
(엄지발가락 뒤〉 목, 검지중지 발가락 뒤〉 눈, 약지새끼 발가락 뒤〉 귀)
● 링위치 : 탑-전방-가로-1개

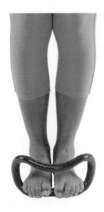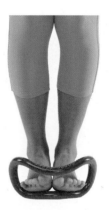

따라 하기

1　링 1개를 이용해 탑이 전방을 향하게 하고, 가로로 바닥에 놓는다.
2　링 위에 발가락을 나란히 올려 놓는다.(처음 사용시 민자, 재사용시 돌기)
3　발가락으로 볼펜 쥐듯이 링을 꽉 쥐었다 풀었다를 반복한다.

체중을 실어주므로써 더 많은 자극을 줄 수 있다.
- 링위치 : 탑-전방-가로-1개

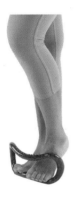 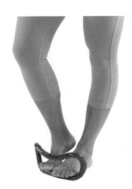

따라 하기

1 링 1개를 이용해 탑이 위로 전방을 향하게 하고 가로로 놓는다.
2 링 위에 발가락을 나란히 올려 놓는다.
3 한쪽 무릎을 구부려 체중을 앞으로 싣는다.
4 더 강한 자극을 주기 위해 양발로 까치발을 뗄 수도 있다.

발가락 사이를 자극함으로써 발바닥의 아치를 유지시켜 주는 7자 모양의 근육이 활성화 된다. 이로
인해 보행의 안정성과 균형감각에 도움을 준다.

● 링위치 : 탑-위로-가로-1개 (링을 세워서 할 수도 있다)

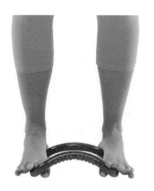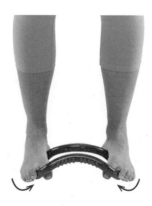

따라 하기

1 1개의 링을 이용해 탑이 위로 향하게 하고 가로로 놓는다.
2 엄지와 검지 사이에 링의 사이드 부분을 끼고 선다.
3 발가락을 쥐었다 폈다를 반복한다.

 엄지발가락과 검지발가락 사이에 실시하며, 다른 발가락 사이는 링의 굵기의 비해 가동범위
가 적기 때문에 억지로 벌려서 하지 않는다.

내장기관들과 연결되어 있는 발의 중앙, 아치 쪽을 자극함으로써 오장육부의 활동이 원활해지고 뻣뻣했던 뒤쪽 근육을 풀어주어 유연성에 좋다.

● 링위치 : 탑-전방-가로-1개

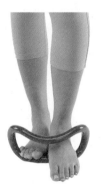 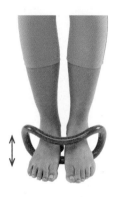

따라 하기

1　1개의 링을 이용해 탑이 전방으로 향하게 하고 가로로 놓는다.

2　양발을 링 안으로 집어 넣은 후 앞뒤로 움직인다.

　　(민자 부위부터 돌기있는 부분으로 지압의 강도를 조절한다.)

3　한쪽씩 체중을 실어 지압해준다.

 앞뒤로 움직이며 발을 밟기 때문에 탑이 안쪽(통쪽)으로 향할 경우 발목이 링에 닿게 되어 지압 범위가 줄어든다. 탑은 전방으로 향한다.

06 발마사지   발 뒤꿈치 앞 더 깊게 풀기

족저근막염이 가장 많이 나타나는 부위로 가장 많이 뭉치고 아픈 부위이다. 평소 이 부분을 꾸준히 마사지해주면 족저근막염 예방에 매우 좋고, 한결 가벼워진 몸을 느낄 수 있다. 발바닥 동작 중 가장 강한 동작이므로 발 마사지 중 가장 나중에 하는 것이 좋다.

● 링위치 : 탑-위로-세로-2개

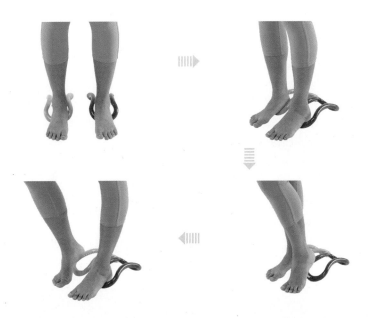

따라 하기

1 링 2개를 이용해 탑이 위를 향하게 하고, 세로로 나란히 바닥에 놓는다.
2 앞쪽 사이드 부분에 발 뒤꿈치를 위치시켜 밟는다.
  (발바닥 뒤꿈치 안쪽 옴폭하게 파인 부분)
3 복숭아뼈에 링이 부딪히지 않도록 중심을 잘 잡는다.
4 한쪽씩 체중을 실어 발에 압을 가하며 눌러준다.

TiP 링을 밟을 때는 뒤꿈치를 먼저 밟은 후에 발을 링 안쪽으로 더 깊숙히 넣어 아치가 시작되는 지점을 자극시켜 준다. 발바닥 지압 중 제일 아픈 부위인만큼 효과도 크다.

발바닥 면 뿐만 아닌 내측과 외측까지 골고루 자극을 주어 척추부위와 내장기관과 연결된 부위를 좀 더 쉽게 자극할 수 있다.

● 링위치 : 탑-위로-세로-2개

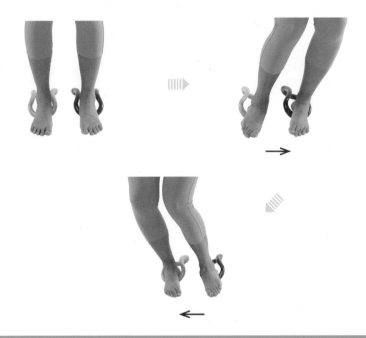

따라 하기

1 링 2개를 이용해 탑이 위를 향하게 하고 세로로 나란히 바닥에 놓는다.
2 앞쪽 사이드 부분에 발 뒤꿈치를 위치시켜 밟는다.
3 복숭아뼈에 링이 부딪히지 않도록 중심을 잘 잡는다.
4 무릎을 살짝 구부려 스키 타듯이 좌우로 움직여 발의 내측과 외측 부분까지
    충분하게 압박이 될 수 있도록 움직인다.

 무릎만 구부려 움직이는 것이 아닌 링이 함께 움직여야 한다.

생식기와 연결되어 있는 발 뒤꿈치를 자극함으로써 생리통 완화 및 전립선 강화에 도움이 된다. 발을 11자로 놓고 밟을 때는 위와 연결이 되어 있는 부위를 자극하므로써 소화불량, 위장장애에 도움이 된다.

● 링위치 : 탑-위로-가로-1개

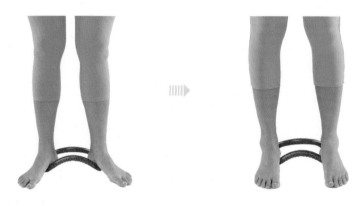

따라 하기

1 링의 탑이 위로 향하게 가로로 놓는다.
2 양 사이드 부분을 뒤꿈치로 밟아 선다.
3 한쪽씩 체중을 실어 밟는다.
4 (변형동작) 같은 위치에서 발끝이 앞을 향하게 11자로 선다.
5 체중을 실어 한쪽씩 밟는다.
6 발의 내측도 함께 지압해준다.

발바닥을 자극한 후에 실시하는 발목 스트레칭은 관절을 보다 유연하게 할 수 있으며 발목의 가동성에도 좋다. 발목을 앞뒤로 움직여 관절이 녹슬지 않도록 주변근육을 이완시켜 준다.

● 링위치 : 탑-위로-가로-1개

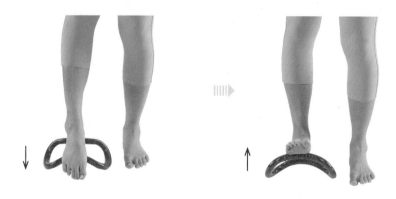

따라 하기

1　링의 탑이 위로 향하게 한 후 가로로 놓는다.
2　한 발을 탑 위에 올리고 발목을 앞뒤로 움직여 발목 스트레칭을 해준다.
3　앞으로 밀 때는 엄지발가락이 바닥에 닿는 느낌으로, 당길 때는 발뒤꿈치가 바닥에 닿는 느낌으로 실시한다.

 양발을 링 위에 올려 동시에 움직이지 않으며, 종아리 마사지 이후에 해주면 훨씬 더 부드럽게 이완할 수 있다.

3. 잦은 클릭, 타이핑을 많이 하는 손 & 손목 마사지

인체의 축소판인 손은 손목을 포함하여 29개의 뼈, 25개 이상의 관절, 30개 이상의 근육들이 있다. 사물을 잡거나 만지는 등 매우 다양하고 복잡한 동작을 수행할 수 있고, 예민한 감각을 가지고 있다. 또 인체의 다른 어떤 부위와 비교할 수 없을 만큼 뇌와 밀접하게 연결되어 있어 '제2의 뇌' 혹은 '뇌의 리모콘'이라고도 불린다.

어린 아기들이 많은 손동작 놀이를 통해 뇌 발달을 시키는 이유, 손을 자극함으로써 신체가 회복되는 이유가 바로 여기에 있다.

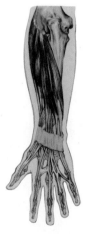

지신근(손가락폄근)
Extensor Digitorum

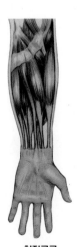

천지굴근
Flexor Digitorum
Superficialis

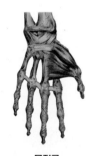

모지구
Thenar Eminence
(Group)

손&손목과 관련된 근육들

손마사지는 온몸의 혈액순환을 좋게 한다. 혈행이 촉진되어 체온을 상승시키고 냉증을 개선시킨다. 또 산소와 영양소가 전신에 활발히 전달되어 신진대사가 활성화된다. 뿐만 아니라 자율신경을 균형 있게 조절하여 심신의 긴장을 풀어주고 이완시켜 불면증 또한 개선이 된다. 게다가 요즘처럼 컴퓨터를 필수로 생활하는 현대인들은 잦은 클릭과 타이핑으로 손목터널증후근에 많이 시달리고 있는데 손&손목 마사지를 통해 불편한 통증을 해소시켜 나갈 수 있다.

이렇게 많은 장점을 가지고 있는 데도 불구하고 많은 사람들이 놓치고 가는 부위이다.

돌기를 이용한 손, 손목 마사지는 어느 부위를 자극하는 것보다 더 중요하고 효과적임을 잊지말고 꾸준히 자극하여 자세개선과 통증의 효과를 하루빨리 앞당겨보자.

손등은 우리 몸의 등쪽과 연결되어 있어 이 부위를 자극하는 것은 등, 어깨, 허리통증에 좋다. 문지르면서 아픈 부위가 있다면 그 부위를 좀 더 집중해서 마사지한다.

● 링위치 : 탑-전방-가로-1개

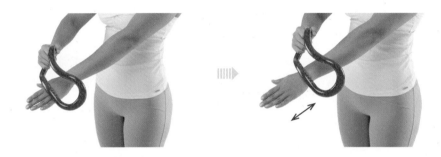

따라 하기

1 링의 사이드 부분을 잡고 링의 돌기 부분을 이용해 손등을 문지른다.
2 손가락 관절 사이에 돌기가 위치하도록 하며, 오일이나 로션을 사용하면 더욱 부드럽게 할 수 있다.
3 링의 돌기 부분으로 꾸준한 마사지는 몸의 회복에 있어 매우 효과적인 부분이다.

 돌기가 뼈에 직접 닿지 않도록 주의하며 돌기와 돌기 사이에 손가락 관절을 위치시켜 주변 근육을 지압한다.

02 손마사지　　　　　　　　　　손바닥 주무르기

신체의 축소판이 손바닥이다. 말초신경을 자극함으로써 혈액순환을 원활히 하고 신체 각 부위와 연결된 부위를 자극하여 신진대사의 활성화에 도움을 준다.
● 링위치 : 탑-전방-가로-1개

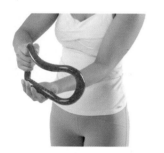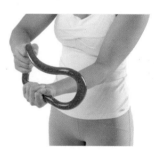

따라 하기

1 돌기 부분을 손으로 쥔다.
2 손을 쥐었다 폈다를 반복하며 손바닥을 자극한다.

평소 쉽게 지나칠 수 있는 부위일수록 더 신경써서 자극한다. 손바닥과 손등, 그리고 손가락 사이를 자극함으로써 뻣뻣하고 긴장되어 있던 근육을 이완하기에 충분한 준비운동이 된다.

● 링위치 : 탑−전방−가로−1개

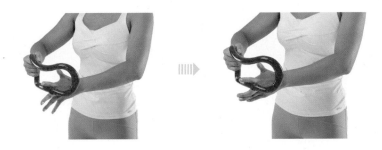

따라 하기

1 손가락을 벌려 사이에 돌기 부분을 넣는다.
2 손가락을 모았다 벌렸다를 반복하면서 손가락 사이를 자극한다.
3 너무 세게 하지 않는다.

손가락 마디 끝은 우리 몸의 두뇌와 손, 발, 사지가 모두 연결되어 있다. 마디 끝까지 자극을 통해
말초신경까지 충분한 자극을 통해 혈액순환을 원활하게 만든다.
● 링위치 : 탑-안쪽-가로/세로-1개

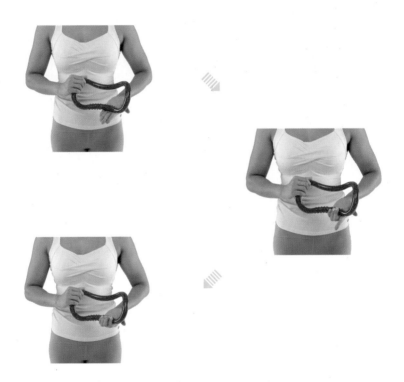

따라 하기

1 링의 사이드 부분을 잡는다.
2 다른 손으로 링의 돌기 부분을 손끝으로 하나씩 누르며 지압한다.

잦은 클릭과 타이핑이 많은 현대인들에게서 많이 나타나는 손목터널증후군 장애에 효과적이며, 팔 안쪽 근육이 가슴, 어깨와 연결되어 있어 등이 굽거나 어깨가 앞으로 말려있는 사람들에게도 함께하면 매우 좋은 마사지법이다.

● 링위치 : 탑-전방-가로-1개

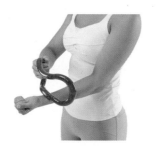 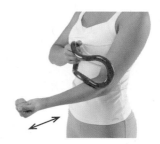

따라 하기

1　링의 탑이 정면을 향하게 한다
2　사이드 부분을 잡고 손목 안쪽에 돌기 부분이 닿도록 위치시킨다.
3　바디로션 혹은 오일을 살짝 묻힌다.
4　돌기 부분을 이용해 팔꿈치 쪽으로 반복하며 문지른다.

 지압 마사지 이후 손목 스트레칭을 함께 해주면 훨씬 효과적이다.

손등과 팔등은 우리 몸의 등쪽과 연결되어 있기 때문에 등과 함께 이 부위를 마사지하므로써 등과 어깨 통증해소에 더욱 효과적이다.

● 링위치 : 탑-전방-가로-1개

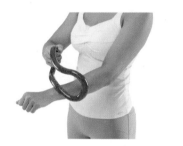 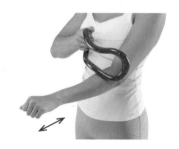

따라 하기

1 링의 탑이 정면을 향하게 한다.
2 사이드 부분을 잡고 손목 바깥쪽에 돌기 부분이 닿도록 위치시킨다.
3 바디로션 혹은 오일을 살짝 묻힌다.
4 돌기 부분을 이용해 팔꿈치 쪽으로 반복하며 문지른다.

 등, 어깨의 피로가 높고, 뭉친 근육이 많다면 이 동작을 반드시 함께 해주어야 효과가 빠르다.

대부분 손목의 움직임은 안쪽으로 진행된다. 컴퓨터 자판을 치거나 글을 쓰고, 설거지를 하는 등
손목이 안쪽으로 꺾여 움직인다. 이로 인해 가슴근육과 연결되어 있는 팔 안쪽의 근육은 더욱 단축
되기가 쉽다. 이를 예방하기 위해 손목을 바깥쪽으로 꺾어 스트레칭을 실시한다. 굽은 어깨, 가슴
을 이완시키는 데도 도움이 된다.

● 링위치 : 시작시: 탑-전방-가로-1개 〉〉 동작연결시 : 탑-안쪽-가로-1개

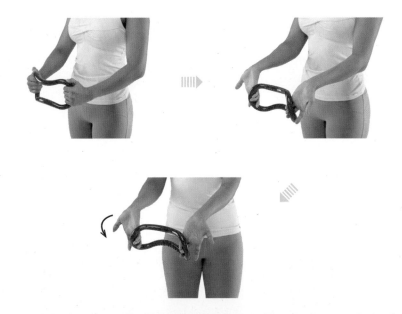

따라 하기

1 양손으로 링의 사이드 부분을 잡는다.
2 세 손가락으로 잡고 검지와 엄지는 꽉 움켜쥐지 않고 편하게 놓는다.
3 손을 바깥쪽으로 돌려 손목을 꺾어준다.
4 손목 안쪽부터 팔꿈치 안쪽 근육까지 이완될 수 있도록 스트레칭한다.
　이때 어깨는 내리고 머리를 사선으로 숙여 목과 가슴, 팔 안쪽이 하나로 길게
　이완될 수 있도록 한다.

손목이 안쪽으로 접히는 활동이 대부분인 사람들에게 쉽고 편하게 이완시킬 수 있는 동작으로 손목 통증, 저림현상 등을 완화시킨다.

● 링위치 : 탑-위/아래-세로-1개

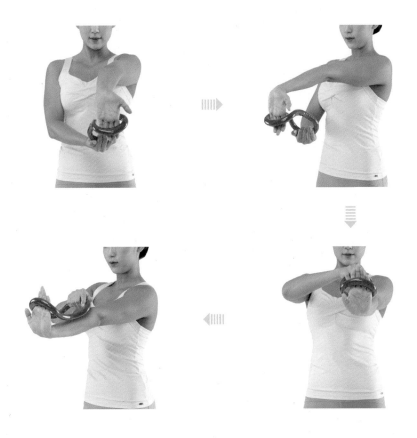

따라 하기

1 한 손을 펴고 손목을 위로 꺾어 손마디에 사이드 부분을 건다.
2 다른 한 손으로 반대쪽 사이드 부분을 잡고 몸통 쪽으로 당긴다.
3 8~10초 정도 유지했다가 풀며 3회 반복한다.

09 손마사지　　　　팔 바깥쪽 비틀어 스트레칭

팔 안쪽과 바깥쪽을 동시에 쉽게 스트레칭할 수 있다. 손목 통증, 저림현상에 좋다.
● 링위치 : 탑-전방-〉안쪽-가로-1개

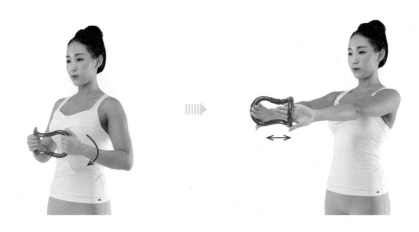

따라 하기

1 양손으로 링의 탑이 바깥쪽으로 향하게 한 후 사이드 부분을 잡는다.
2 손을 안쪽으로 돌려 팔을 비틀듯이 앞으로 뻗어준다.
3 다시 손을 바깥쪽으로 돌려 비틀듯이 팔을 앞으로 뻗어준다.

 이때 새끼손가락까지 꽉 쥐고 할 경우 가동 범위에 제안을 받아 억지로 할 경우 손목에 무리가
올 수 있다. 새끼손가락은 가볍게 얹어주거나 잡지 않아도 된다.

4. 부기를 빼주고
종아리 알풀기 마사지

제2의 심장이 바로 우리의 종아리이다. 혈액의 70%가 집중되어 있는 하체는 중력의 힘으로 다리쪽으로 집중되어 있다. 이 혈액은 심장의 펌프질 이후 종아리에서 한번 더 펌프질하여 다시 심장으로 올려 보낸다. 이때 종아리에서 제대로 역할을 하지 못했을 때 여러 가지 문제점들이 생긴다.

부종이 나타나거나 심지어 심부정맥혈전증(하지 내 정맥의 혈류장애로 인해 정체된 혈액이 응고되어 혈전이 발생하는 질환)이 나타나기도 한다.

종아리를 마사지하는 것은 건강관리의 시작이자 아름다운 각선미를 갖기 위한 필수 관리법이다. 엠보링을 통해 건강하고 예쁜 다리를 만들어보자.

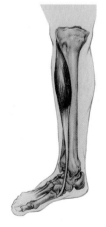

전경골근(앞정강근)
Tibialis Anterior

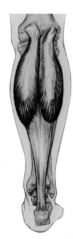

비복근(장딴지근), 가자미근
Gastrocnemius, Soleus

종아리와 관련된 근육들

종아리 마사지의 가장 기본이 되는 동작으로 앉아서 혹은 누워서 뭉친 근육을 풀어낼 수 있다. 앉아서 실시할 경우 혹은 누워서 뭉친 근육을 풀 수 있다. 앉아서 실시할 시 너무 오랜 시간 손목이 꺾여 체중을 싣지 않도록 주의한다.

● 링위치 : 탑-위로-가로-2개

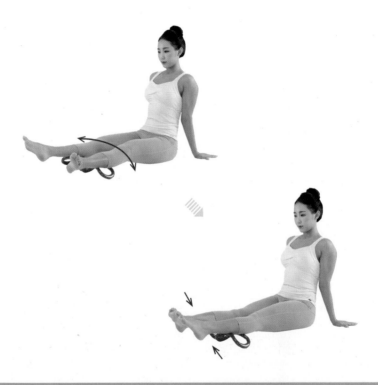

따라 하기

1 링 2개를 이용해 탑이 위로 향하게 하고 가로로 나란히 바닥에 놓는다.
2 탑 위에 양쪽 종아리를 위치시킨다.
3 발을 좌우로 롤링해 뭉친 종아리 근육을 풀어준다.

 한 발을 다른 한 발 위에 얹어 강도를 좀 더 높일 수 있다.

02 종아리 마사지   발끝 당기기

종아리 근육(알통)이 시작하는 부위에 돌기면을, 종아리 중앙에는 민자면이 오도록 위치시켜 체중을 압박한 후 발끝을 당겼다 밀었다를 반복한다.

● 링위치 : 탑-위로-가로-2개

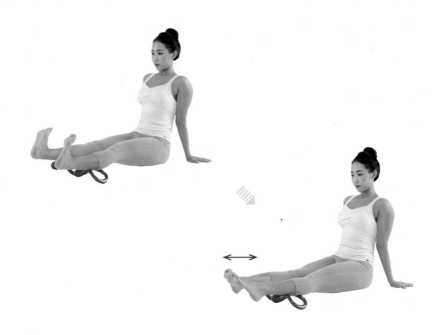

따라 하기

1 링 2개를 이용해 탑이 위로 향하게 하고 가로로 나란히 바닥에 놓는다.
2 탑 위에 양쪽 종아리를 위치시킨다.
3 발목을 몸통 쪽으로 당겼다 밀었다를 반복하며 뭉친 종아리 근육을 풀어준다.
4 한발을 다른 한발 위에 얹어 강도를 좀 더 높힐 수 있다.

혈액순환을 좋게 하여 부종완화에 좋으며 종아리 알풀기에 매우 효과적이다. 동작을 하기 전 쉽고 편하게 정확한 위치에 껴는 방법을 습득 후 실시한다.

● 링위치 : 탑-위로-세로-2개

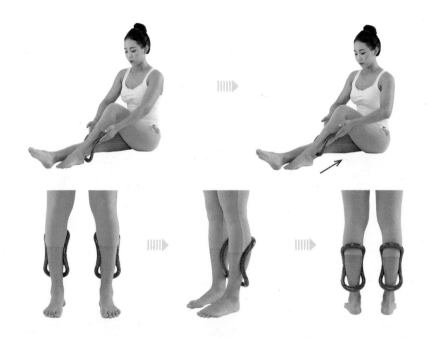

따라 하기

1 한쪽 무릎을 구부려 종아리에 힘을 뺀다.
2 링의 탑이 종아리 쪽을 향하게 한 후 발목 위치에 댄다.
3 안쪽으로 깊이 넣은 후 사이드 부분을 잡고 종아리 위쪽으로 향해 당긴다.
4 다른 발도 같은 방법으로 실시한다.

TiP 링을 다리에 끼울 때에는 발목이 꺾여 종아리 근육에 힘이 들어가 있는 상태면 잘 끼워지지 않는다. 최대한 종아리에 힘을 빼고 발목에 끼고 이후 종아리 쪽으로 당긴다. 또 맨살보다는 레깅스를 입고 하는 것이 좋다.

앞의 방법으로 사용시 다리가 붓거나 두꺼워서 잘 안 끼워질 경우는 이 방법을 사용하여 실시한다.
종아리의 뭉친 근육을 풀어주어 혈액순환을 돕고 부종완화에 효과적으로 할 수 있다.
● 링위치 : 탑-몸통쪽-세로-2개

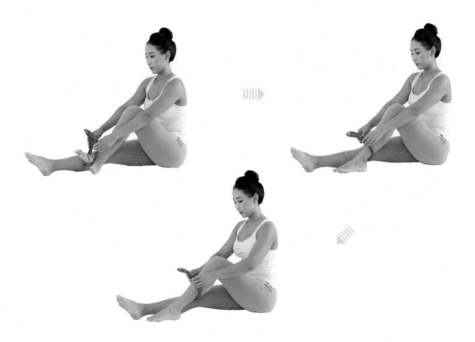

따라 하기

1 한쪽 무릎을 구부려 종아리에 힘을 뺀다.
2 링의 사이드 부분 공간에 발을 집어 넣는다.
3 링을 잡고 종아리 위쪽으로 잡아당긴다.
4 다른 발도 같은 방법으로 실시한다.

 링을 사용해 할 수 있는 방법이 여러 가지가 있다. 굳이 종아리에 11자로 껴지 않고도 효과적으로
사용할 수 있으니 다양한 방법으로 활용해본다.

혈액순환을 좋게 하여 부종완화에 좋으며 종아리 알풀기에 매우 효과적이다. 동작을 하기 전 쉽고 편하게 정확한 위치에 껴는 방법을 습득 후 실시한다.
● 링위치 : 탑-위로-세로-2개

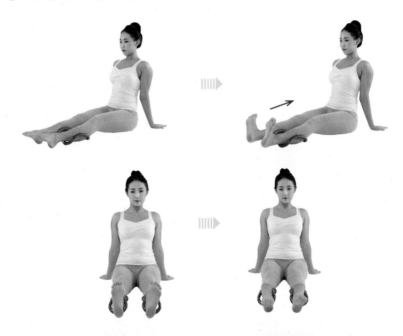

따라 하기

1 링 2개를 이용해 탑이 위로 향하게 하고 세로로 나란히 바닥에 놓는다.
2 링 안에 발목을 위치시킨다.
3 양손으로 링을 잡고 종아리 쪽으로 당겨 올린다.
4 다리를 펴고 발 끝을 몸통 쪽으로 당겼다 밀기를 천천히 반복한다.
5 발목을 돌리며 움직임을 더해 종아리 근육을 풀어준다.

 링을 다리에 낄 때에는 발목이 꺾여 종아리 근육에 힘이 들어가 있는 상태면 잘 끼워지지 않는다. 최대한 종아리에 힘을 빼고 발목에 끼고 이후 종아리 쪽으로 당긴다. 또 맨살보다는 레깅스를 입고 하는 것이 좋다.

다리가 두꺼운 분들은 다음과 같은 방법으로 쉽게 풀어낼 수 있다.

● 링위치 : 탑-안쪽-세로-2개

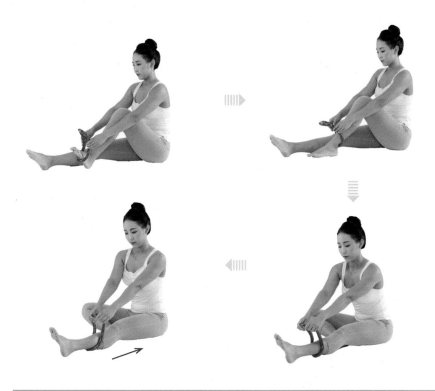

따라 하기

1 신발을 신듯이 링의 탑이 몸통쪽으로 오게 하여 발에 끼운다.
2 사이드 부분이 종아리 근육이 시작되는 점에 위치하도록 한다.
3 다른 한쪽 사이드 부분을 손으로 잡아 몸통쪽으로 당겼다 밀었다를 반복한다.

 다리를 더 세게 바닥 쪽으로 누를수록 압박이 강해진다. 과한 압박은 멍이 들게 할 수도 있다.
시원할 정도의 통증으로 마사지한다. 4~5분

이 동작은 앉아서 하는 동작보다 훨씬 강도가 세다. 앉아서 충분히 종아리 마사지 후 서서 풀면 더욱 효과적이다. 혈액순환을 좋게 하여 부종완화에 좋으며 종아리 뭉친 근육을 풀어내는 데 매우 좋은 운동이다.

● 링위치 : 탑-몸통 쪽-세로-2개

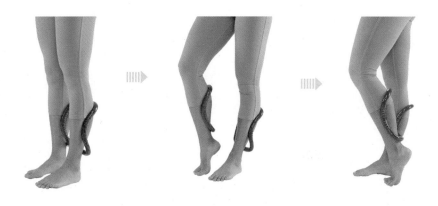

따라 하기

1 무릎을 살짝 구부려 종아리에 힘을 푼다.
2 링 하나를 이용해 탑이 종아리 쪽으로 오게 하여 발목에 낀다.
3 양손으로 링을 잡고 종아리 쪽으로 당겨 올린다.
4 다른 한쪽도 같은 방법으로 실시한다.
5 한발씩 구부리며 종아리를 압박하여 마사지한다.

TiP 링을 낄 때 무릎을 살짝 구부리는 이유는 근육에 힘을 풀기 위해서이다. 만약 그래도 잘 안 맞는다면 앉아서 실시하거나 혹은 한쪽 사이드 부분에 링을 끼는 방법으로 실시할 수 있다.

08 종아리 마사지   까치발 떼기

혈액순환을 좋게 하여 부종완화에 좋으며, 종아리 뭉친 근육 풀기에 매우 효과적이다.
● 링위치 : 탑-몸통 쪽-세로-2개

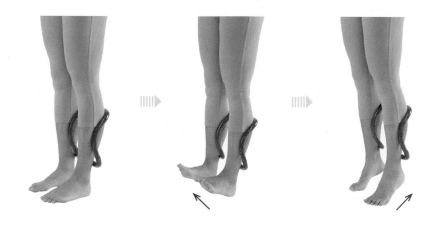

따라 하기

1 무릎을 살짝 구부려 종아리에 힘을 푼다.
2 링 하나를 이용해 탑이 종아리 쪽으로 오게 하여 발목에 낀다.
3 양손으로 링의 옆부분을 잡고 종아리 쪽으로 당겨 올린다.
4 발뒤꿈치를 들었다 앞꿈치를 들었다를 반복한다.

 종아리 동작 중에 가장 강도가 세다. 벽면이 있다면 벽을 잡고 한쪽씩 구부리고 점차적으로 진행하는 것이 좋다.

다리가 두꺼운 분들은 다음과 같은 방법으로 사용할 수 있다.

● 링위치 : 탑-위로-세로-2개

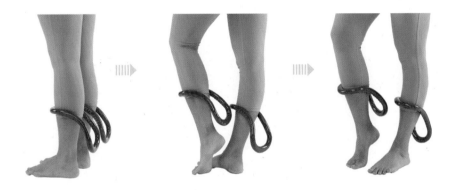

따라 하기

1 신발을 신듯이 링의 탑이 위쪽으로 오게 하여 발에 끼운다.
2 사이드 부분을 종아리 위쪽으로 당겨 올린다.
3 종아리 근육이 시작되는 지점에 위치하도록 한다.
4 한쪽씩 무릎을 구부렸다 폈다를 반복하며 마사지한다.

혈액순환을 도와주어 부종완화에 효과적이다.
● 링위치 : 탑-안쪽-가로-1개

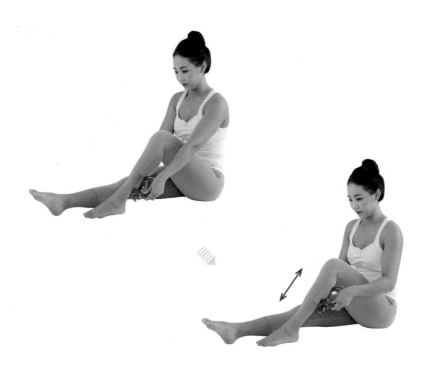

따라 하기

1 무릎을 구부려 다리에 힘을 푼다.
2 링의 사이드를 잡고 탑을 이용해 종아리를 위아래로 문질러 준다.

TIP 되도록 심장 쪽으로 쓸어 올리듯 문질러 준다. 오일이나 로션을 발라주고 하면 훨씬 부드럽게 할 수 있다.

5. 장시간 앉아있어 굽어 있는 무릎을 보호하는 허벅지 마사지

허벅지 근육은 무릎관절을 잘 움직이고 버틸 수 있게 해주는 중요한 근육이다.

무릎관절의 통증은 어르신들만의 문제가 아니다. 요즘 직장인들은 장시간 오래 앉아있는 자세로 인해 무릎에 무리를 주게 된다. 이런 자세가 오랜 기간 유지되면 슬개 대퇴증후군으로 발전하기도 한다.

100세까지 건강한 무릎을 만들기 위해 허벅지 근육을 이완시켜 녹슬지 않는 무릎관절을 보호하자.

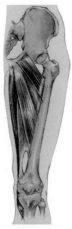
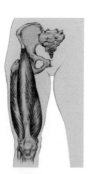
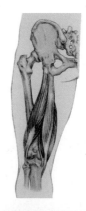

대퇴사두근군
Rectus Femoris of
Quadriceps Group

대퇴이두근, 반막양근, 반건양근
Hamstrings-Biceps Femoris,
Semimembranosus Semitendinous

내전근
Adductors
(Group Includes
Gracilis)

무릎과 관련된 근육들

근막마사지를 통해 허벅지 근육의 움직임이 좋아지면 무릎관절의 움직임 또한 부드러워져 가동성
이 좋아진다.

● 링위치 : 탑-몸통쪽-가로-1개

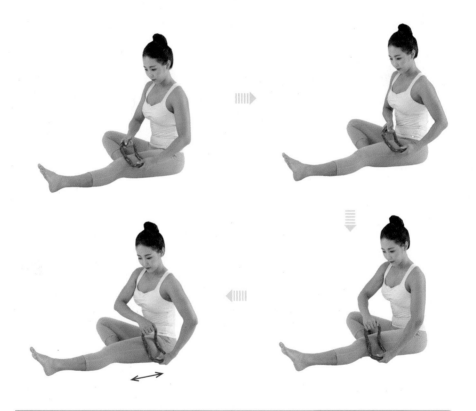

따라 하기

1 한쪽 무릎은 구부리거나 펴고 편하게 앉는다.
2 링의 사이드 부분을 양손으로 잡고 탑을 이용해 허벅지 앞, 옆, 뒤 등을 누르면서
   문지른다.

 편 다리 밑에 링을 대고 더 압박을 주어 실시할 수 있다.

체중을 이용한 압박마사지를 통해 다리의 순환을 좋게 하여 다리 부종완화에 좋다.
- 링위치 : 탑-위로-세로-2개

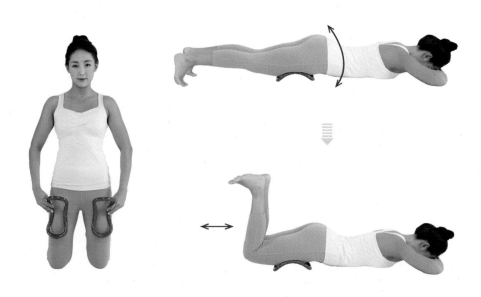

따라 하기

1 링의 탑이 위로 향하게 한 후 그 위에 허벅지를 위치시켜 엎드린다.
2 체중을 실어 몸을 좌우로 움직이면서 압박 마사지한다.
3 위치를 서혜부 위쪽까지 올라오며 실시한다.

 무릎을 구부려 체중을 더욱 실어서 강도를 높힐 수 있다.

타이트해져 있는 허벅지 뒤쪽을 마사지하면 무릎뿐 만 아닌 뻣뻣한 몸의 유연성이 좋아지고, 편한
허리를 만드는 데 도움이 된다.

● 링위치 : 탑-위로-세로-2개

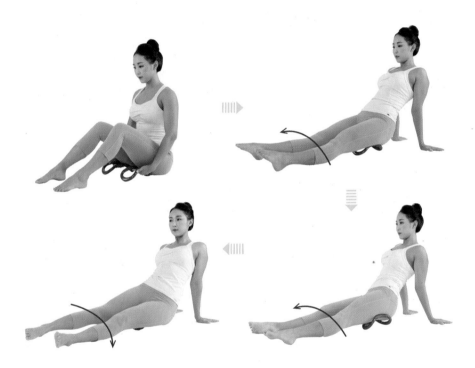

따라 하기

1 허벅지 아래쪽에 링 2개를 이용해 탑이 위로 향하게 하고, 세로로 나란히 바닥에
   놓는다.
2 다리를 펴고 체중을 싣는다.
3 다리를 좌우로 움직이며 체중을 실어 움직인다.
4 강도를 더 높이기 위해 엉덩이를 살짝 띄워 허벅지에 무게가 더 실리도록 한다.

 다른 동작에 비해 강도가 약하기 때문에 허벅지 뒤쪽을 처음 풀기에 좋다.

이 동작은 유연성 증가 및 다리가 저리거나 허리 통증이 있는 분들께 매우 좋은 동작이다.
- 링위치 : 탑-전방-가로-1개

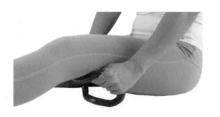

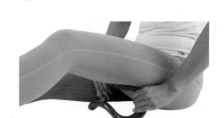

따라 하기

1 한쪽 허벅지 아래에 탑이 정면, 돌기가 위쪽으로 향하게 하여 양손으로 링을 잡는다.
2 본인의 체중을 실어 다리를 바닥쪽으로 지긋이 누른다.
3 양측 면을 잡은 손을 이용해 몸통 쪽으로 당긴다.
4 허벅지 아래서부터 골반 위쪽으로 누르면서 위치를 이동시킨다.

 맨살에 마찰을 최소화 할 수 있도록 긴 바지 혹은 타올을 이용하며, 상체 체중을 뒤쪽으로 함께 움직이며 실시한다

05 허벅지 마사지   종아리, 허벅지 스트레칭

다리 뒤쪽의 근육을 안전하게 이완시킬 수 있으며, 마사지 후 스트레칭은 훨씬 더 효과가 좋다.
● 링위치 : 탑-위로-세로-1개

레벨1

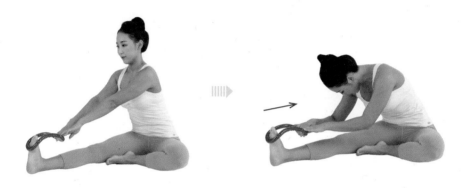

레벨2

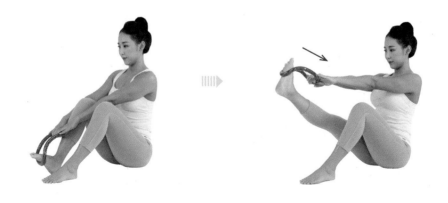

레벨3

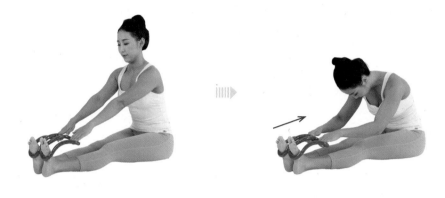

레벨4

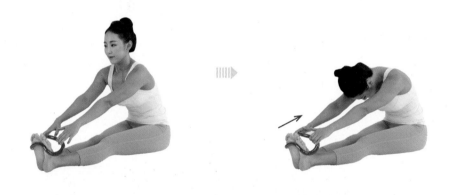

따라 하기

1 양다리를 앞으로 곧게 뻗은 후 한쪽 발을 접어 7자 자세를 만든다.
2 펴있는 다리 쪽 발에 링을 건 후 양손 혹은 반대 손으로 링을 잡는다
3 호흡을 들이마셨다가 내쉬면서 상체를 앞으로 천천히 숙인다
4 이때 배꼽이 허벅지에 닿는 느낌으로 허리를 펴고 상체를 숙인다.

 유연한 정도에 따라 레벨에 맞게 실시하며, 점진적으로 단계를 높여갈 수 있도록 노력한다.

다리 뒤쪽의 근육을 안전하게 이완시킬 수 있으며, 상체 동작을 추가해 더 깊은 스트레칭 및 상체
이완도 동시에 할수 있다.

● 링위치 : 탑-위로-세로-1개

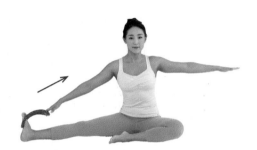

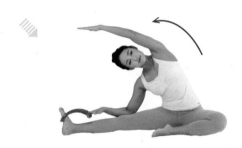

따라 하기

1 한 발은 펴고 한 발은 접는다.
2 펴있는 다리 쪽 발에 링을 건 후 양손 혹은 한 손으로 링을 잡는다.
3 호흡을 들이마셨다가 내쉬면서 상체를 옆으로 천천히 숙인다.
4 이때 반대쪽 골반이 바닥에서 떨어지지 않게 한다.

 유연한 정도에 따라 레벨에 맞게 실시하며, 점진적으로 단계를 높여갈 수 있도록 노력한다.

6. 뻐근하고 약한 허리
틀어진 골반을 위한 엉덩이 주변 마사지

좌식생활에 익숙한 우리나라 사람들은 골반과 허리에 통증이 많이 나타난다. 골반 위에 허리(요추)가 세워져 있기 때문에 골반의 균형이 허리건강에 매우 밀접한 관계가 있다. 특히 장시간 의자에 앉아있거나 다리를 꼬고 앉아 있는 자세는 골반의 불균형에 매우 큰 영향을 미친다.

이번에는 건강한 골반, 균형 잡힌 골반을 위해 부드럽게 움직여줘야 할 자세 근육을 풀어낼 것이다. 이 동작을 실시하는 데 통증을 많은 느끼고 있다면 허리

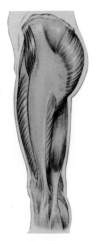
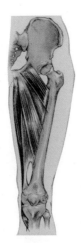
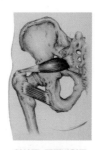
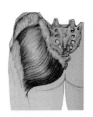

대둔근, 중둔근, 소둔근
Gluteus Maximus,
Medius,Minimus

이상근, 대퇴방형근
Piriformis and
Quadratus Femoris

대퇴 근막장근
Tensor Fascia Latae

내전근
Adductors
(Group Includes
Gracilis)

허리와 엉덩이 주변 근육들

건강을 체크해볼 수 있다.

건강한 허리를 원하면 엉덩이부터 마사지하자.

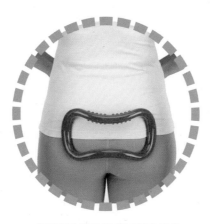

엉덩이 마사지 시 엠보링의 위치

           바로 누운 자세

엉덩이를 마사지함으로써 골반의 좌우 균형을 맞추고 부드러운 허리를 만들어준다.
● 링위치 : 탑-아래-가로-1개

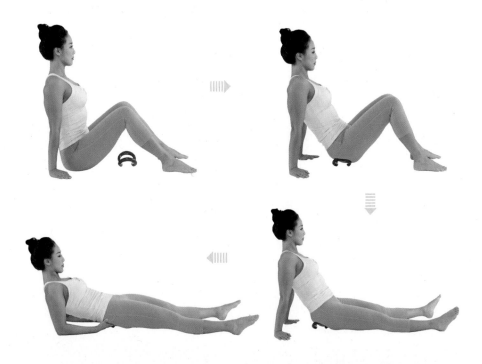

1 링의 탑이 바닥을 향하게 가로로 놓는다.
2 엉덩이를 들어 링 위에 앉는다. 이때 허리를 바로 세우지 않는다.
3 두발을 뻗고 뒤로 눕듯이 팔꿈치를 바닥에 댄다
4 양손으로 링의 사이드를 잡고 위치가 흔들리지 않도록 하며 바로 눕는다.

TiP 링을 2개로 사용시 가슴을 펴주는 동시에 엉덩이 마사지를 할 수 있다.
엉덩이 쪽의 더 깊은 마사지를 원하면 허리쪽의 링을 빼고 실시한다.

골반이나 허리에 뻐근한 통증이 있다면 첫 번째로 마사지해줘야 하는 부위이다. 힘을 빼고 충분히 풀어줌으로써 골반의 바른 자세를 유지하고 통증이 완화된다.

- 링위치 : 탑-아래-가로-1개

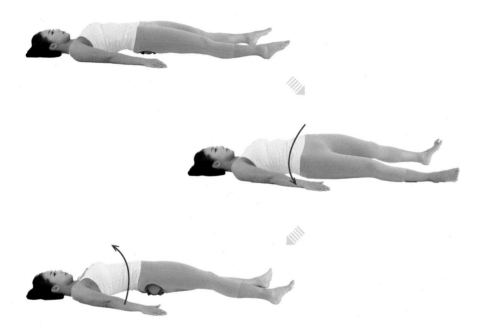

따라 하기

1 링의 탑이 바닥을 향하게 가로로 놓고 엉덩이에 위치하도록 눕는다.
2 다리는 어깨너비로 벌리고 골반을 좌우로 움직인다.
3 좀 더 뭉친 느낌, 뻐근한 느낌이 있는 쪽을 더 길게 누르며 천천히 실시한다.

 혼자 마사지할 수 없는 뒤쪽 라인을 엠보링을 통해 손쉽고 안전하게 풀어낼 수 있다. 허리 밑에 링을 받쳐주면 가슴을 더 확장시키며 풀어낼 수 있다.

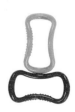

다리를 벌려 압박하므로써 더 깊은 마사지와 강도를 느낄 수 있다. 좀 더 뻐근한 쪽, 뻣뻣한 쪽을 2~3초 더 길게 누른 후 반대쪽으로 움직이면 골반 통증 및 자세 개선에 훨씬 더 좋다. 뻐근한 허리 통증에 매우 효과적이다.

● 링위치 : 탑-아래-가로-1개

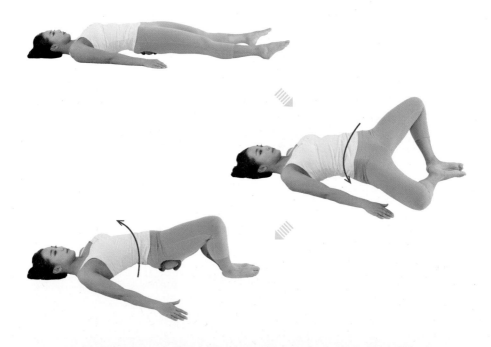

따라 하기

1 엉덩이 아래는 탑이 바닥을 향하게 가로로 놓는다.
2 양손을 바닥을 짚고 무릎을 구부려 중심을 잡고 천천히 링 위에 눕는다.
3 양쪽 무릎을 구부린 후 양발을 마주대고 무릎을 바깥쪽으로 벌려 개구리 자세로 만든다.
4 골반을 좌우로 움직인다.

엉덩이 한쪽이 심하게 뭉쳐 있다면 이 동작을 통해 좀 더 깊은 압박과 이완으로 편한 허리와 고관절을 느낄 수 있다. 한쪽 무릎은 세우고 다른 한쪽을 기울여 압박한다.

● 링위치 : 탑-아래-가로-1개

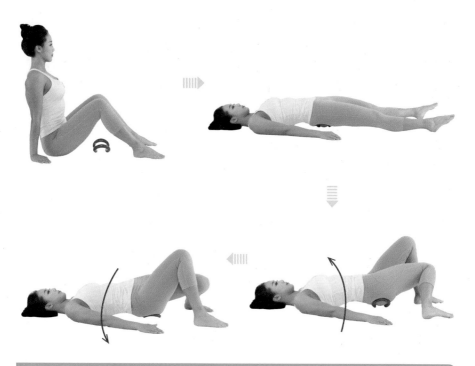

1 엉덩이 아래에 탑이 바닥을 향하게 가로로 놓는다.
2 양손을 바닥에 짚고 무릎을 구부려 중심을 잡고 천천히 링 위에 눕는다.
3 한쪽 무릎은 세우고 다른 한쪽 무릎은 안쪽으로 천천히 기울인다.
4 10초 정도 정지한 후 반대쪽도 실시한다.

 무릎을 동시에 쓰러지지 않게 한다.

고관절 주변 마사지 후 근육을 충분히 이완시킬 수 있는 스트레칭으로 효과를 극대화 시킨다. 관절의 가동 범위를 증가시키고 골반통증완화 및 허리,허벅지 바깥쪽 유연성에 좋다.

● 링위치 : 탑-위로-세로-1개

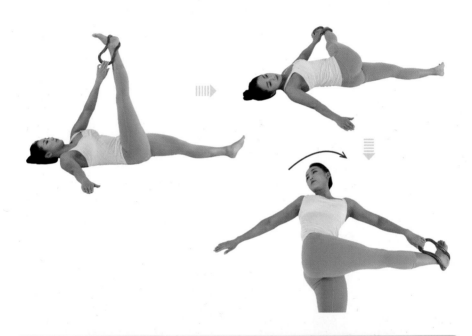

따라 하기

1　바닥에 누워 한발을 들어 올린다.
2　올린 발뒤꿈치 바깥쪽 복숭아뼈에 링을 걸고 반대 손으로 사이드 부분을 손으로 잡는다.
3　무릎을 편 상태에서 발을 안쪽으로 꺾는다.
　　(발뒤꿈치를 하늘쪽, 발가락 끝은 바닥 아래쪽으로 향하게 한다.)
4　다른 손은 바닥을 짚고 링을 잡은 손을 천천히 바닥 아래쪽으로 당긴다.

Tip　유연성이 부족하거나, 허리가 약한 분들은 무릎을 살짝 구부린 채로 가능한 정도까지만 다리를 펴주며 점진적으로 늘려나간다.

고관절 주변 마사지 후 근육을 충분히 이완시킬 수 있는 스트레칭으로 효과를 극대화시킨다. 관절의 가동 범위를 증가시키고 허벅지 안쪽 스트레칭과 더불어 골반통증 완화에도 도움을 준다.

● 링위치 : 탑-위로-세로-1개

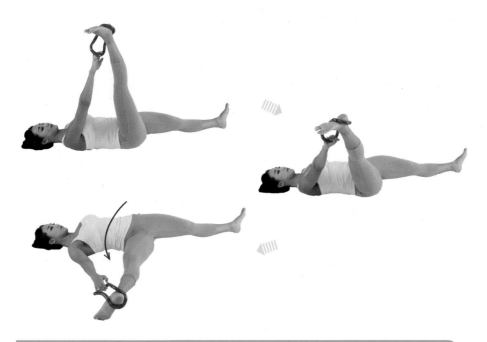

따라 하기

1 바닥에 누워 한발을 들어 올린다.
2 올린 발뒤꿈치 안쪽 복숭아뼈에 링을 걸고 같은 쪽으로 사이드 부분을 잡는다.
3 무릎을 편 상태에서 발을 바깥쪽으로 꺾는다.
   (발뒤꿈치를 하늘쪽, 발가락 끝은 바닥 아래쪽으로 향하게 한다.)
4 다른 손은 바닥을 짚고 링을 잡은 손을 천천히 바닥 아래쪽으로 당긴다.

 골반이 바닥에서 뜨지 않도록 한다.

장시간 앉아 골반의 통증을 느끼고 서혜부가 찝히는 듯한 통증이 있다면 서혜부를 압박 스트레칭해 주어 통증을 완화하고 부드러운 가동범위를 만든다.

● 링위치 : 탑-아래-세로-1개

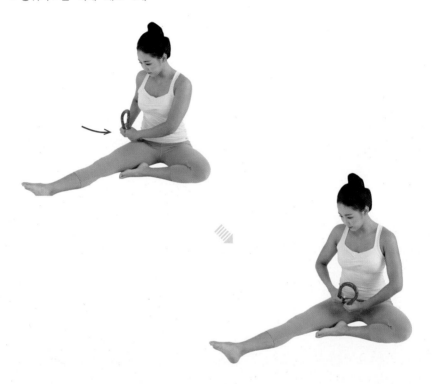

따라 하기

1 허리를 세우고 양반다리로 앉은 후 한 발을 편다.
2 링의 사이드를 이용해 서혜부(허벅지가 접히는 부분)을 눌러준다.
3 너무 심한 통증이 느껴지지 않도록 주의한다.

 건강한 골반을 위한 효과뿐 아니라 하체 부종 완화에도 좋다.

장시간 앉아 있는 사람은 골반 건강과 허리, 하지부종에 문제가 나타난다. 압박 스트레칭을 통해 근육 이완, 순환을 좋게 한다.

● 링위치 : 탑-위로-세로-2개

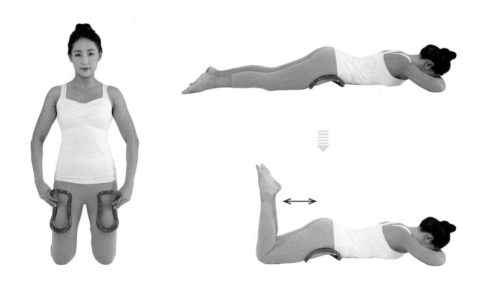

따라 하기

1 2개의 링의 탑이 각각 서혜부(허벅지가 접히는 부분)에 위치할 수 있도록 바닥에 내려놓는다.
2 해당 부위를 링의 탑에 맞춰 바닥에 엎드린다.
3 체중에 힘을 빼고 근육이 천천히 압박되며 스트레칭 되도록 해준다.
4 한발씩 혹은 양발을 접어 위로 당겼다 폈다를 반복한다.

누구나 쉽고 편하게 엉덩이와 고관절 주변을 효과적으로 스트레칭할 수 있다.
● 링위치 : 탑-바닥-세로-1개

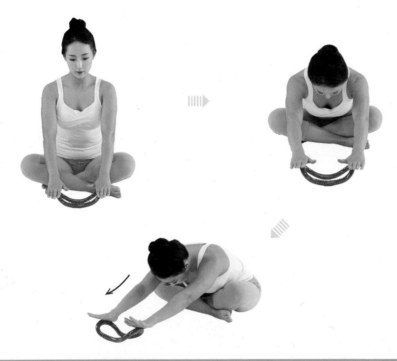

따라 하기

1 허리를 세우고 양반다리로 앉는다.
2 링의 탑이 바닥을 향하게 한 후 발 앞에 놓는다.
3 양쪽 엉덩이가 바닥에서 뜨지 않게 유지하며, 링의 사이드를 잡고 천천히 상체를
    앞으로 숙인다.
4 한쪽 발이 끝나면 발을 바꾼 후 같은 자세로 실시한다.

 발을 겹쳐놓지 않고 앞뒤로 한발씩 나란히 놓는다.

마사지 후 스트레칭은 우리 몸을 더욱 유연하고 부드럽게 해준다. 단계별로 이완시킬 수 있다.
● 링위치 : 탑-위로-세로-1개

레벨1

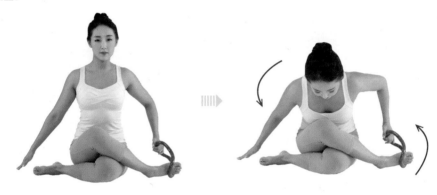

레벨2

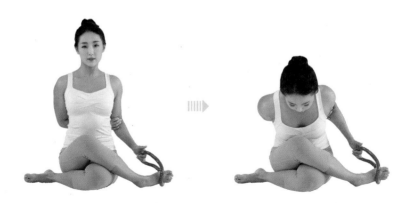

레벨3

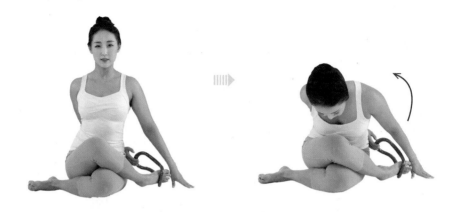

1 양쪽 무릎을 구부려 접어 앉는다.
2 양 무릎이 서로 겹치도록 하며 위쪽 발에 링을 건다.
3 링을 걸어 놓은 쪽 손으로 링의 사이드를 잡고 상체를 편다.
4 양쪽 엉덩이가 바닥에서 떨어지지 않게 하며 교차된 양 무릎을 최대한 밀착시
  켜 바닥과 가깝게 한다.
5 호흡을 마셨다 내쉬면서 상체를 앞으로 천천히 숙인다.
6 이때도 등을 구부리기보다는 허리를 길게 펴서 배꼽이 허벅지에 닿는 느낌으로
  한다.
7 레벨에 맞게 진행하며 점차 레벨을 높여나갈 수 있도록 노력한다.

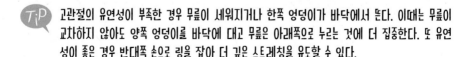

고관절의 유연성이 부족한 경우 무릎이 세워지거나 한쪽 엉덩이가 바닥에서 뜬다. 이때는 무릎이
교차하지 않아도 양쪽 엉덩이를 바닥에 대고 무릎은 아래쪽으로 누르는 것에 더 집중한다. 또 유연
성이 좋은 경우 반대쪽 손으로 링을 잡아 더 깊은 스트레칭을 유도할 수 있다.

7. 더부룩하고 불룩한 배, 변비 해소를 위한 장 마사지

열심히 일하는 직장인들은 늘 바쁘다. 시간에 쫓기다 보니 식사를 거르거나 간단하게 인스턴트나 레토르트 식사로 대체하는 경우가 많다. 게다가 활동량은 줄어들어 변비에 가장 좋은 환경을 만들어 버린다. 그래서 항상 배는 더부룩하거나 불룩하게 가스가 찬다.

여기서는 손쉽게 엠보링을 통해 장마사지로 가벼운 몸을 만들수 있는 방법을 소개한다. 하루 5분이면 충분하다. 깨끗한 장을 만들기 위한 이지트레이닝을 소개한다!

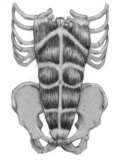

복직근
Rectus
Abdominis

장 관련 근육

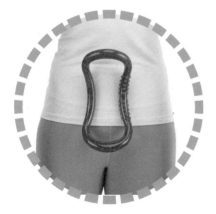

복부 마사지 시 엠보링의 위치

장마사지를 통해 연동운동을 활성화시켜 변비를 해결하는 데 도움을 준다.
● 링위치 : 탑-아래-세로-1개

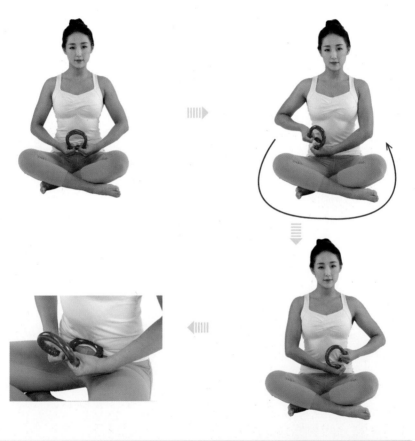

따라 하기

1 바닥 혹은 의자에 앉아 허리를 편다.
2 링의 탑이 정면을 향하게 한 후 세로로 하여 잡는다.
3 링의 사이드 부분을 이용해 시계방향으로 배꼽 주변을 원을 그리며 꾹꾹 눌러준다.

흉추회전 운동을 통해 뻣뻣해진 몸통을 움직여 장기를 자극할 수 있다. 의자에 앉아서 더 쉽게 할 수 있다.

● 링위치 : 탑-몸통 쪽-가로-1개

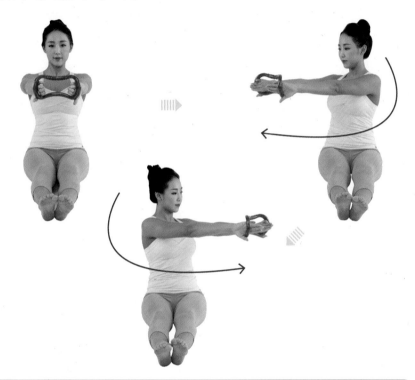

따라 하기

1 양손으로 링의 사이드를 잡는다.
2 손을 안쪽으로 돌려 팔을 편다.
3 몸통을 틀어 뒤를 바라본다.
4 3초~5초간 정지 후에 반대쪽을 실시하며, 10회 정도 반복한다.

TiP 허리가 숙여지지 않게 주의하며 유연성이 부족하면 의자에 앉아 무릎을 붙이고 상체를 세워 실시한다.

좌우로 이동해 아랫배 전체를 마사지한다.
● 링위치 : 탑-위로-세로-1개

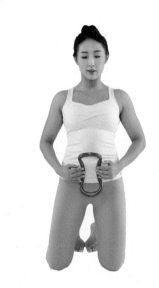

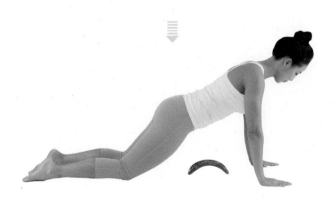

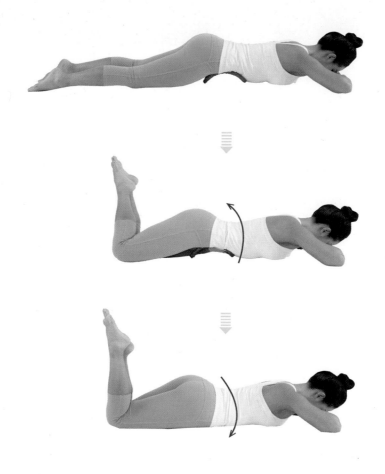

1 무릎을 꿇고 앉아 링의 탑이 위로 향하게 세로로 놓는다.
2 엎드렸을 때 링이 아랫배에 위치하도록 하고 그 위에 엎드린다.
3 호흡을 들이마셨다가 내쉬면서 힘을 푼다.
4 양손은 구부려 이마 앞에 놓고 다리는 어깨너비로 벌려 놓는다.
5 골반을 좌우로 움직여 복부를 마사지한다.

 무릎을 구부려 좌우로 움직이면서 압력을 조절할 수 있다.

117

좌우로 이동해 아랫배 전체를 마사지한다.
- 링위치 : 탑-위로-세로-1개

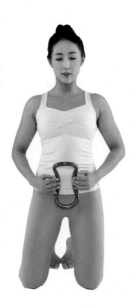

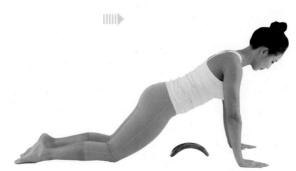

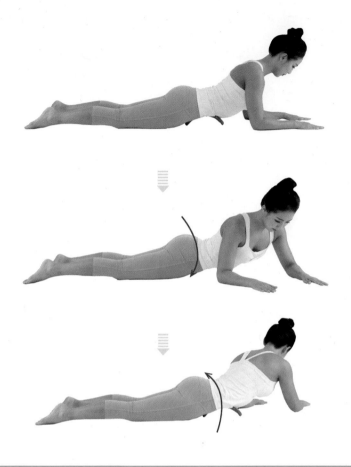

1 무릎을 꿇고 앉아 링의 탑이 위로 향하게 세로로 놓는다.
2 엎드렸을 때 링이 아랫배에 위치하도록 하고 그 위에 엎드린다.
3 호흡을 들이마셨다가 내쉬면서 힘을 푼다.
4 팔꿈치를 구부려 상체를 세운다.
5 팔꿈치 걸음마로 오른쪽으로 3번 이동한다.
6 골반을 좌우로 움직여 복부를 마사지한다.
7 반대쪽도 똑같이 실시한다.

 옆으로 이동 시 골반뼈가 부딪지지 않게 한다.

복부에 힘을 기르면 장이 변을 밖으로 밀어내기가 수월해진다. 또한 하체를 움직여 장의 활동을 도와준다.

● 링위치 : 탑-전방-가로-1개

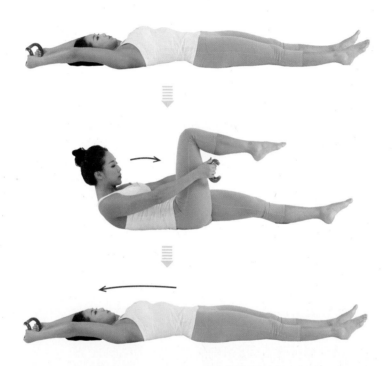

1 등을 대고 바닥에 누워 양손을 머리 위로 펴고 링을 잡는다.
2 한쪽 다리를 구부려 몸통 쪽으로 당긴다.
3 이때 상체를 들어 다리 아래쪽으로 링을 돌려 반대 손으로 잡는다.
4 상체를 누우며 링을 머리 위쪽으로 오게 돌린다.
5 다른 쪽도 똑같이 실시한다.
6 좌, 우 교차해가며 동작을 10회씩 반복한다.

8. 뻐근한 허리, 건강한 허리를 위한 마사지

요통은 인류가 직립보행을 하면서부터 시작된 아주 오래된 동시에 가장 흔한 질병 중 하나이다. 두 다리만을 사용해 걷는 인간의 불안정한 자세는 구조적으로 척추에 많은 스트레스를 주게 되어 있다.

건강보험심사평가원의 조사에 의하면 척추질환으로 인한 연간 병원 진료 건수만 8천 800만여 건에 이르며, 2014년 한 해에만 약 3조 8760억 원의 진료비가 치료에 사용됐다고 한다. 결국 국민 4명 중 1명이 척추질환, 허리통증을 경험하고 있는 셈이다.

요통은 대체로 허리를 많이 쓰거나 고된 일을 하는 육체노동자들에게 많을 것이라고 생각하겠지만, 실제 그들은 허리 근육이 잘 발달되어 요통 발생이 적은

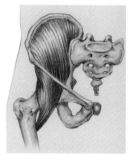 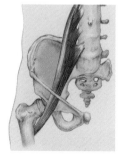

장골근
ILIACUS

요근
Psoas Major

허리와 관련한 근육들

편이라고 의료계에서는 얘기한다. 오히려 종일 사무실에 앉아 컴퓨터 작업만 하는 사무직 종사자가 허리 근육이 약해져 사소한 충격에도 허리를 쉽게 다쳐 요통에 노출될 위험이 높다. 우리 몸의 주축이 되는 허리, 평소 허리 관리로 건강 라이프를 즐기자.

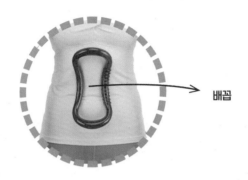

배꼽

허리 마사지 시 엠보링의 위치

요근 마사지로 허리가 약하거나 통증이 있는 분들에게 좋다. 순간 허리를 삐끗했을 경우 이 부위를 풀어주면 빠른 속도로 회복된다. 가장 높은 탑의 중앙에 배꼽이 오도록 위치시킨 후 천천히 힘을 빼 엎드려 실시한다.

● 링위치 : 탑-위로-세로-1개

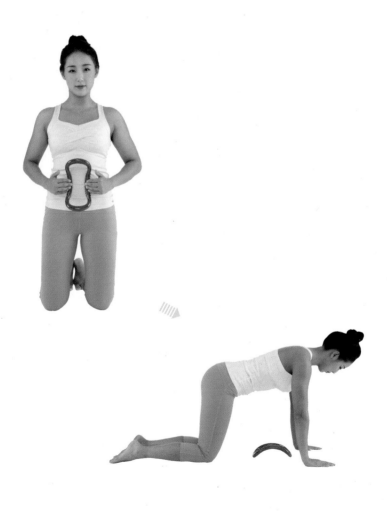

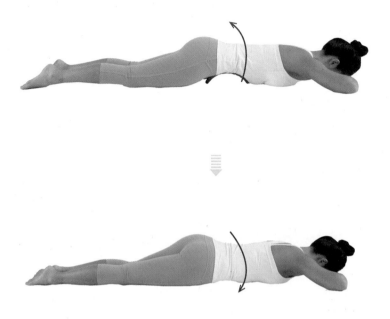

따라 하기

1 무릎을 꿇고 앉아 링의 탑이 위로 향하게 세로로 놓는다.
2 엎드렸을 때 링의 탑 부분이 배꼽 중앙에 위치하도록 한다.
3 양손을 이마 앞에 포개어 놓고 복부에 힘을 빼고 엎드려 눕는다.
4 골반을 천천히 좌우로 움직여준다.
5 엎드려 무릎을 접었다 펴는 동작으로 더욱 깊게 마사지할 수 있다.

TiP 허리통증이 심한 경우 이 동작을 할 때 굉장히 뻐근함을 느낀다. 무리해서 움직이지 않고 호흡을 통해 허리에 힘을 빼는 연습부터 실시한다. 단, 정지된 상태로 30초이상 가만히 있지 않는다.

장요근 주변 마사지로 허리가 약하거나 통증완화에 좋다.
● 링위치 : 탑-위로-세로-2개

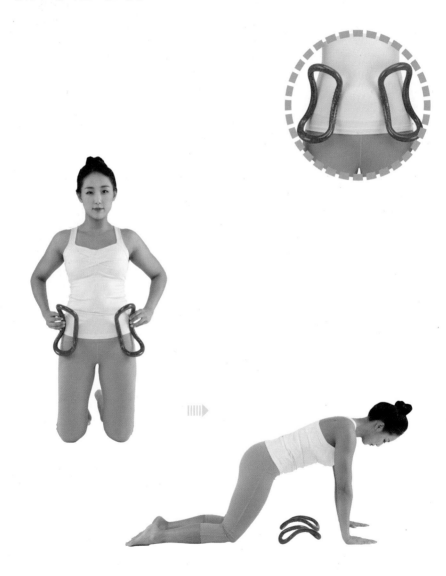

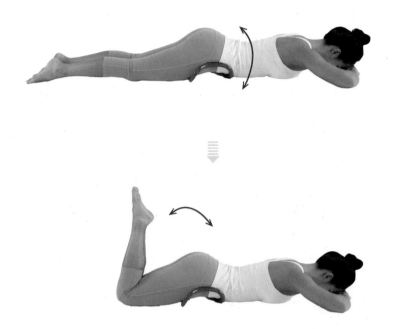

1 무릎을 꿇고 앉아 링의 탑이 위로 향하게 세로로 놓는다.
2 엎드렸을 때 링의 가운데 부분에 골반뼈를 위치시킨다.
3 양손을 이마 앞에 포개어 놓고 복부에 힘을 빼고 엎드려 눕는다.
4 골반을 천천히 좌우로 움직여준다.
5 엎드려 무릎을 접었다 펴는 동작으로 더욱 깊게 마사지할 수 있다.

03 허리 마사지　　　　　한쪽 링 대고 무릎접기

한쪽에 체중을 더해 보다 깊은 압박 마사지를 할 수 있다. 장요근 주변 마사지는 허리가 약하거나 통증완화에 좋다.

● 링위치 : 탑-위로-세로-1개

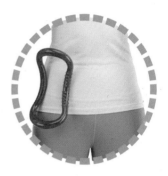

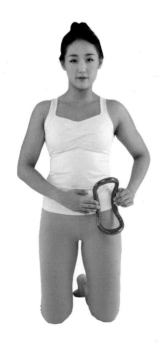

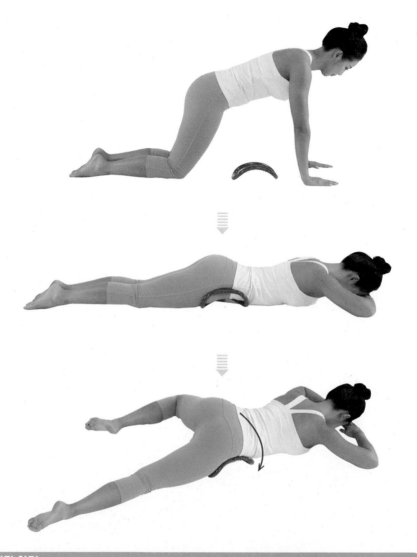

따라 하기

1 무릎을 꿇고 앉아 한쪽에 링의 탑이 위로 향하게 세로로 놓는다.
2 엎드렸을 때 링의 가운데 부분에 골반뼈를 위치시킨다.
3 링을 대지 않은 쪽의 다리를 바깥쪽으로 구부려준다.

 링을 끼고 있는 다리 쪽 무릎을 천천히 구부렸다 폈다를 반복하면 더 깊은 마사지를 할 수 있다.

천골, 꼬리뼈 주변을 마사지해 뻐근한 허리 통증을 완화한다.

● 링위치 : 탑-위로-세로-1개

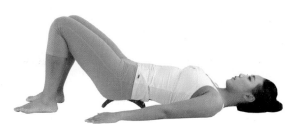

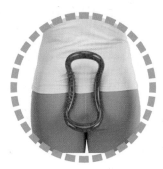

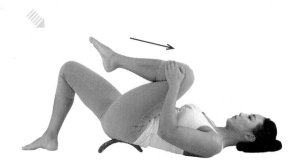

따라 하기

1 꼬리뼈 위 천골(엉덩이 좌우 사이의 역삼각형으로 생긴 뼈)이 링의 중앙에 오게 한 후 탑이 위로 향하게 놓는다.
2 무릎을 구부리고 한쪽 무릎을 가슴 쪽으로 당긴다.
3 이때 두 다리를 쭉 펴지 않도록 한다. (허리에 무리가 갈 수 있음)

Tip 다리를 교차할 때 두 다리를 동시에 펴면 허리에 무리가 갈수 있다. 때문에 절대 양발을 다 펴지 않고 한쪽씩 구부린 상태에서 실시한다.

요추 주변 뭉친 근육을 풀어주어 유연한 허리를 만들고 통증완화에 좋다. 1분 이상 하지 않는다.
● 링위치 : 탑-위로-세로-1개

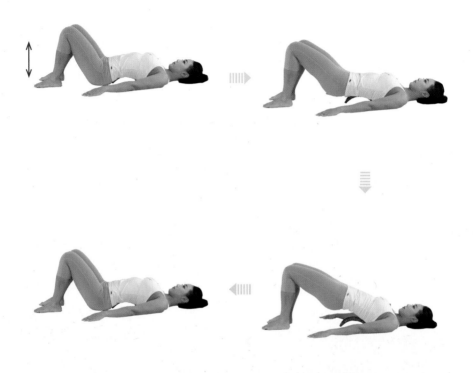

따라 하기

1 탑이 위로 향하게 한 후 바닥에 놓는다.
2 등을 대고 누워 링이 허리쪽에 위치하도록 한다.
3 꼬리뼈를 말아올리듯 골반을 살짝 위로 올렸다 내렸다를 반복한다.
4 1분 이상 과한 커브를 유지한 채 정지자세로 있지 않는다.

TiP 이 동작은 허리 커브를 요하는 동작으로 허리수술 및 시술한 분, 허리 장애가 있으신 분들은 의사
와 상담 후 실시할 것을 권한다.

요추의 자연스러운 커브를 유지시켜 주고 가슴을 확장시켜 편안한 허리를 만들어준다.
● 링위치 : 탑-위로-세로-2개

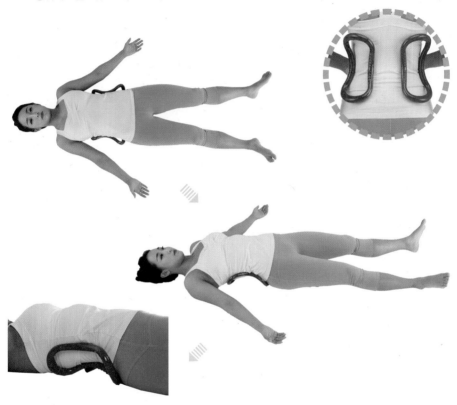

따라 하기

1 탑이 위로 향하게 한 후 2개를 바닥에 놓는다.
2 등을 대고 누워 링이 허리 옆쪽에 각각 위치하도록 한다.
3 몸을 바로 누워 허리 커브를 살려주고 가슴을 확장시킨다.

TiP 링을 등 안쪽으로 넣을수록 커브가 심해진다. 몸통 옆선에 걸쳐 뒤쪽으로 대주는 것이 가장 안전
하고 편안한 자세로 만들 수 있다. 과한 커브는 오히려 역효과를 가져올 수 있으니 주의한다.

알파벳 C자 형태의 곡선인 요추의 형태를 살려 안전하게 링을 받쳐 스트레칭 할 수 있다.
- 링위치 : 탑-몸통쪽-세로-2개

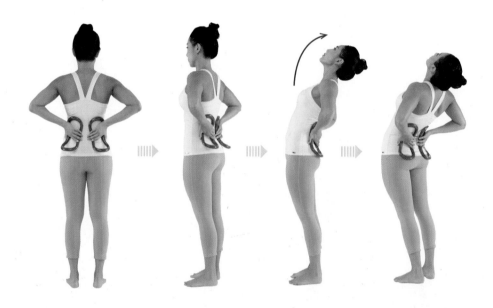

따라 하기

1 링의 탑이 몸통 쪽으로 향하게 한 후 링을 잡는다.
2 허리에 탑 부분을 대고 손바닥으로 누르며 상체를 뒤로 젖히며 스트레칭한다.
3 과한 움직임을 삼가한다.

 링을 사용함므로써 과한 움직임, 커브를 제지할 수 있어 안전하게 스트레칭을 도와준다.
링으로 허리를 받쳐 가슴을 더욱 활짝 펼 수 있게 도울 수 있다.

발란스를 잡고 코어에 힘을 쓰는 운동으로 튼튼한 허리를 만드는 데 효과적이다.
- 링위치 : 탑-위로-가로-1개

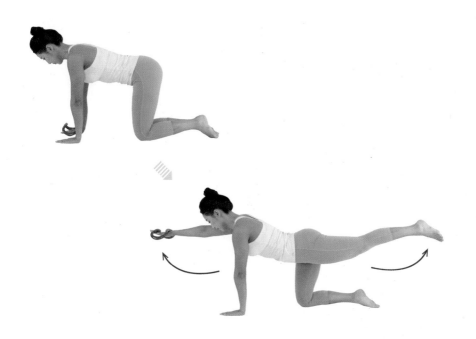

따라 하기

1 네 발 자세로 엎드린다.
2 손등 위에 링을 올려두고 오른팔과 왼발을 교차되게 바닥에서 띄운다.
3 복부와 허리는 중심을 잡기 위해 버틴다.
4 10~12초간 정지한다.
5 반대쪽도 똑같이 실시한다.

 머리, 허리, 발, 손이 평행을 유지하도록 한다.

허리 강화 및 하부 승모근을 강화시켜 견갑의 안정성에도 효과가 있다.

● 링위치 : 탑-위로-가로-1개

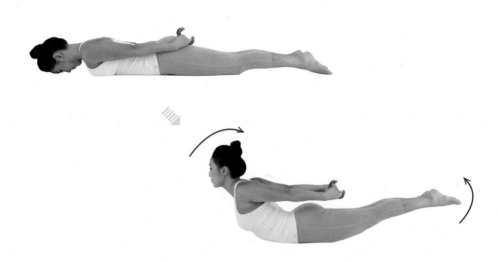

따라 하기

1 바닥에 엎드린다.
2 등 뒤 엉덩이 쪽에 링을 잡는다 .
3 상체와 하체를 들어올린다.
4 10~12초간 정지한다.
5 반대쪽도 똑같이 실시한다.

 이 동작이 어려운 경우 상체만 우선 올리고 버티기 한 후 다음 다리만 들어서 버티기를 한다.
본인의 근력과 유연성에 맞게 점진적으로 단계를 올린다.

9. 딱딱하게 뭉친 어깨,
구부정한 어깨를 위한 마사지

하루 반나절을 책상 앞에 앉아서 일하다 보면 어깨와 목, 허리 등 여러 관절부가 딱딱하게 뭉치고 뻐근한 증상이 나타난다.

상당수 직장인들은 앉은 자세에서 스트레칭을 하지 않고, 한 자세로 몇 시간씩 유지한 상태로 있다. 어깨가 말리고 목은 앞으로 한없이 나온다. 어쩌면 구부정한 자세가 현대인들이 가장 많이 가진 모습이 아닐까 한다.

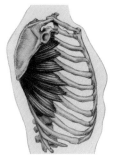

전거근
Serratus Anterior

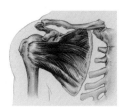

견갑하근
Subscapularis

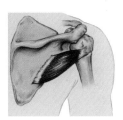

소원근
Teres Minor

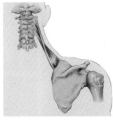

견갑거근
Levator Scapulae

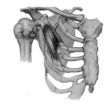

소흉근
Smaller Pectoral

어깨와 관련된 근육들

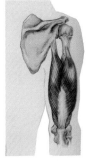

삼두근
Triceps

이런 자세는 불편한 모습으로만 끝나지 않는다. 우리의 근육은 수축과 이완을 반복하면서 근육의 탄성을 유지해야 하는데 이런 잘못된 습관으로 근육은 딱딱하게 뭉쳐 피로도가 높고 가동 범위가 떨어져 통증을 느끼게 된다.

게다가 중년층에서 잘 발병한다고 알려진 관절통, 관절질환, 신체 이상 등이 젊은 층에도 나타나며 어깨 통증은 삼십견, 사십견이라고 불리울 만큼 젊은 직장인 사이에서도 그 증상이 늘어가고 있다.

여기서는 직장인에게서 가장 많이 나타나는 구부정한 자세, 말려들어간 어깨를 위한 마사지와 스트레칭으로 잘못된 자세를 바로잡아 통증을 잡도록 한다.

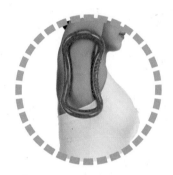

어깨 마사지 시 엠보링의 위치

어깨의 통증은 주로 견갑의 움직임에 제한을 받는 곳에서부터 시작된다. 늘 경직되어 있는 견갑주
변 근육을 풀어주므로써 어깨 통증을 해소할 수 있다. 또한 노폐물이 쌓이는 겨드랑이 안쪽의 림프
마사지까지 동시에 가능해 통증과 더불어 순환에도 도움이 된다.

● 링위치 : 탑-위로-세로-1개

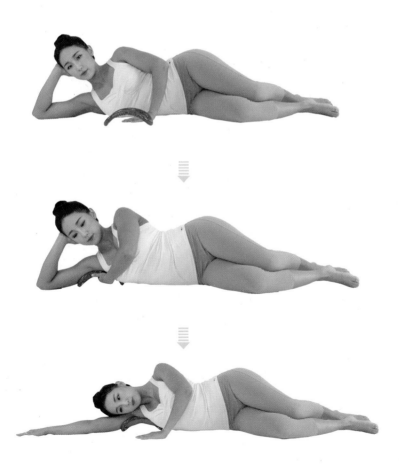

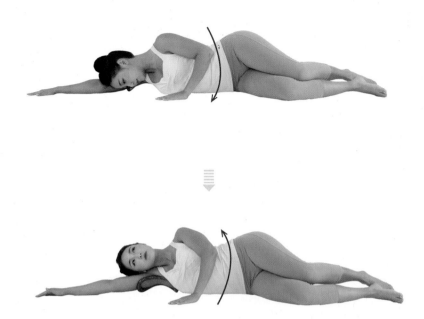

1 팔꿈치를 구부려 머리를 받친 후 옆으로 눕는다.
2 겨드랑이 안쪽에 링의 탑이 위로 향하게 하고 세로로 놓는다.
3 링 안쪽에 겨드랑이 쪽으로 튀어나온 뼈, 견갑 사이드 부분이 들어가도록
  위치시킨다.
4 팔을 펴고 머리를 바닥에 기댄다.
5 몸을 앞뒤로 움직여 겨드랑이 앞, 뒤쪽에 자극을 준다.
5 조금씩 움직임의 각도를 크게 하여, 링이 좀 더 깊숙이 자극할 수 있도록 한다.
  가슴이 바닥에 닿는 느낌으로 호흡을 내쉬면서 앞쪽으로 기울인다.

TiP 너무 빠르게 움직이지 않도록 하며, 겨드랑이 안쪽 뼈(견갑)에 링이 직접적으로 닿지 않게 주의한
다. 통증이 심할 경우 링의 위치를 가로로 놓고 실시한다.

02 어깨 마사지 한팔 돌리기

겨드랑이 안쪽 마사지와 동시에 무게중심으로 어깨 뒤쪽을 자극하여 피로물질이 많이 쌓이는 부위 (소원근)까지 함께 마사지할 수 있다. 동작이 커지면서 겨드랑이 안쪽 링이 빠지지 않도록 주의한다.

● 링위치 : 탑-위로-세로-1개

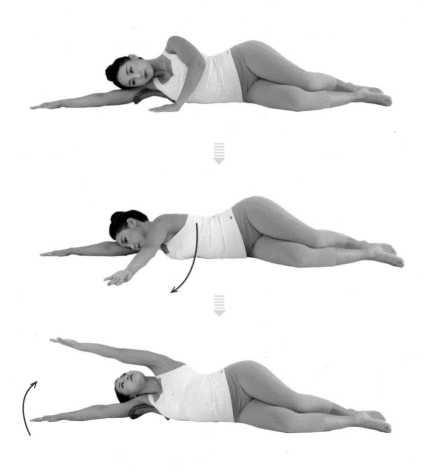

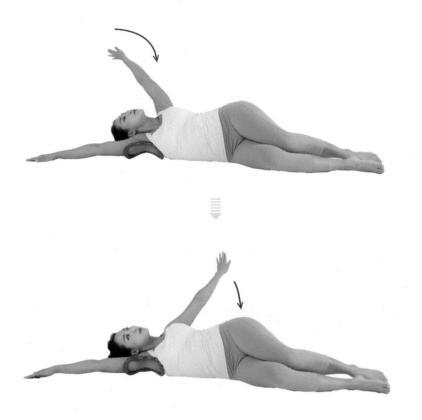

1 옆으로 누워 팔을 위로 뻗는다.
2 겨드랑이 안쪽에 링의 탑이 위로 향하게 하고 세로로 놓는다.
  (링 안쪽에 겨드랑이 쪽으로 튀어나온 뼈, 견갑 사이드 부분이 들어가도록 위치시킨다.)
3 무릎을 구부려 자세를 안정화하고, 다른 한 손은 손등이 바닥을 향하도록 하여
  앞으로 뻗어준다.
4 앞으로 뻗은 팔을 위로 올려 천천히 큰 원을 그리며 돌려준다.
5 팔을 앞으로 뻗을 때는 가슴이 바닥에 닿는 느낌으로 천천히 숙이고 팔이 위로,
  뒤로 원을 그릴 때는 가슴을 펴고 돌려준다.

 너무 과한 움직임으로 링이 빠지지 않게 주의한다.

견갑 위쪽의 상부 승모근(견갑거근)은 목을 회전하거나 어깨를 움직이는 데 가장 많이 쓰이는 근육으로 사무직 직장인들이 가장 많이 뭉치고 피로를 느끼는 부위이다.

● 링위치 : 탑-위로-세로-1개

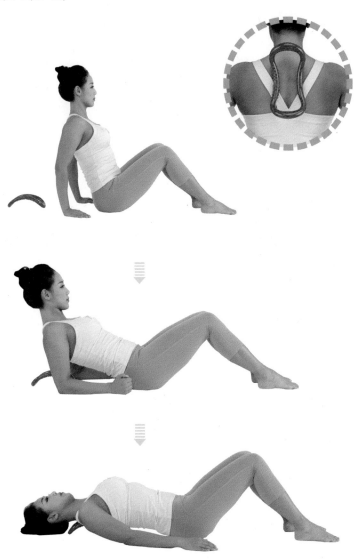

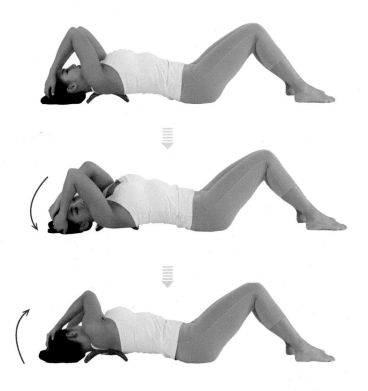

따라 하기

1 링의 탑이 위로 향하게 세로로 놓는다.
2 견갑 안쪽에 위치시켜 그 위에 눕는다.
  (링의 사이드 부분이 어깨 라인에서 살짝 나오게 한다.)
3 링의 가운데 척추뼈가 지나갈 수 있게 하되 뼈가 링에 눌리지 않도록 주의한다.
4 양손은 모아서 이마 혹은 정수리 부분에 대고 팔꿈치를 모은다.
5 눈을 감고 상체를 천천히 좌우로 움직인다.
6 팔꿈치를 모아야 등 뒤 견갑 안쪽 깊숙이 링이 들어가 뭉친 근육을 풀 수 있다.

TiP 눈을 뜨고 빠르게 움직일 경우 울렁거림증을 유발할 수 있다 . 눈을 감고 천천히 실시한다.

04 어깨 마사지 　　　　　　　　이마 잡고 목 물리기

뭉친 어깨와 목을 돌리고 회전하는 데 뻣뻣한 근육을 이완시키므로써 부드럽고 편안 움직임을 만들
어준다.

● 링위치 : 탑-위로-세로-1개

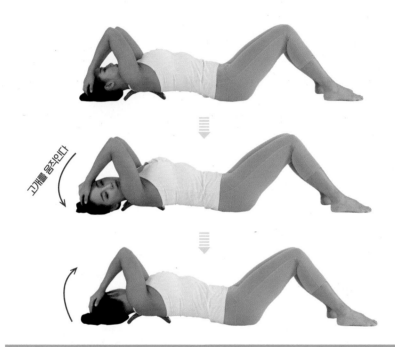

따라 하기

1 링의 탑이 위로 향하게 세로로 길게 놓는다.
2 견갑 안쪽에 링이 위치할 수 있게 눕는다.
3 링 가운데에 척추뼈가 지나갈 수 있게 하되 뼈가 링에 눌리지 않도록 주의한다.
4 양손은 모아서 이마 혹은 정수리 부분에 대고 팔꿈치를 모은다.
5 눈을 감고 천천히 목을 옆으로 돌린다.
6 귀와 어깨가 멀어지게 하여 3~5초간 정지한 후 반대쪽도 실시한다.

 반대쪽 어깨가 바닥에서 뜨지 않도록 한다.

뭉친 근육과 어깨 통증을 완화시키며, 동시에 가슴 근육을 이완시켜 준다.
● 링위치 : 탑-위로-세로-1개

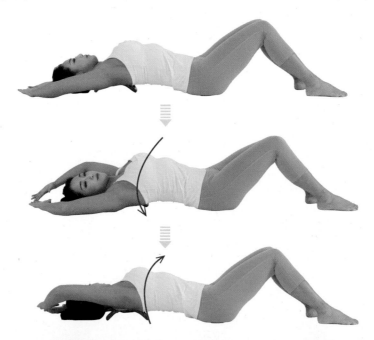

따라 하기

1 링의 탑이 위로 향하게 세로로 길게 놓는다.
2 견갑골 안쪽에 위치시켜 그 위에 눕는다.
　(링 사이드가 어깨 라인에서 살짝 나오게 한다.)
3 링 가운데에 척추뼈가 지나갈 수 있도록 하되 뼈가 링에 눌리지 않도록 주의한다.
4 양팔을 위로 올린다.
5 팔꿈치가 살짝 구부러지게 하여 어깨에 힘을 뺀다
6 눈을 감고 천천히 좌우로 움직인다.

　Tip 눈을 뜨고 빠르게 움직이면 울렁증을 유발할 수 있으니 눈을 감고 천천히 움직인다.

어깨가 뭉치고 목이 뻣뻣한 통증을 느낄 때 10분만으로도 가벼운 몸을 느끼게 된다. 또한 두통과 목의 통증에도 효과가 있다. 링의 가장 높은 부위(탑)가 어깨 라인에 맞도록 위치한 후 실시한다.
● 링위치 : 탑-위로-세로-1개

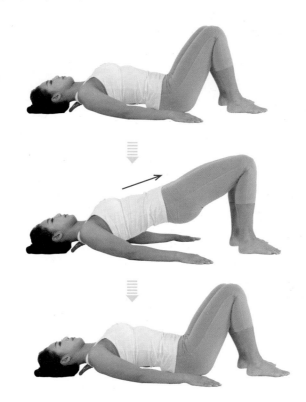

따라 하기

1　링 1개를 이용해 견갑 사이에 위치하도록 하여 바닥에 눕는다
2　이때 무릎을 구부려 허리(요추)의 커브를 유지시킨다.
3　양손은 골반 옆 바닥에 놓는다.
4　엉덩이를 천천히 들어올려 위쪽 등 부위를 압박한다.
5　천천히 척추뼈 한마디씩 바닥으로 떨어져 내리는 느낌으로 내려온다.

어깨와 견갑 주변근의 뭉친 근육을 풀어주어 통증을 완화시킨다.
- 링위치 : 탑-위로-세로-1개

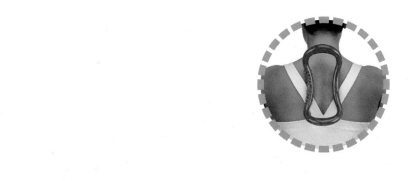

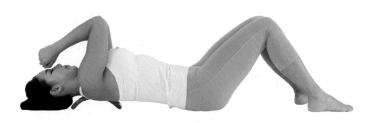

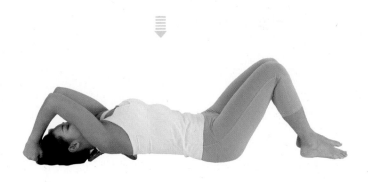

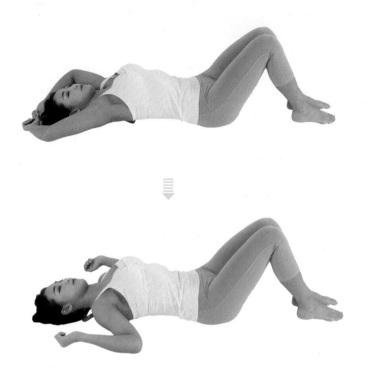

1 링의 탑이 위로 향하게 세로로 길게 놓는다.
2 견갑골 안쪽에 위치시켜 그 위에 눕는다.
3 링의 가운데 부분에 척추뼈가 지나갈 수 있도록 하되 뼈가 링에 눌리지 않도록
  주의한다.
4 양쪽 팔꿈치를 접어 바깥쪽에서 안쪽으로 작은 원을 만들면서 돌린다.
5 이때 팔꿈치가 얼굴 위로 올라갈 때 호흡을 마시고 바깥쪽으로 돌리면서 내쉰다.

TIP 최대한 천천히, 내려올 때는 팔꿈치가 바닥쪽과 가깝게 하도록 하며, 점차 팔꿈치를 펴서 큰 원
을 그리며 움직여 나간다.

견갑 주변 경직된 근육을 풀어 견갑의 움직임을 부드럽게 하며 통증을 완화한다.

● 링위치 : 탑-위로-세로-1개

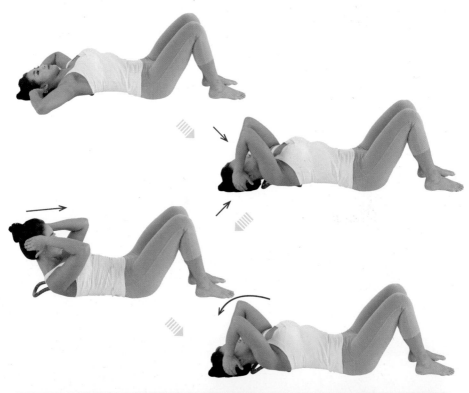

따라 하기

1 견갑 사이에 링을 대고 눕는다.
2 양손은 머리 뒤에 위치시키고 팔꿈치를 벌린다
3 팔꿈치를 모은 후 상체를 위로 들어올린다.
4 링이 견갑 안쪽으로 꾹 들어가는 느낌 후 다시 천천히 제자리로 눕는다
5 팔꿈치를 다시 바깥쪽으로 벌린다.

TiP 팔꿈치를 모아 상체를 올린다. 팔꿈치가 벌어지면 견갑이 링에 닿을 수 있다.

앞으로 말려 있는 어깨 및 구부정한 자세를 펴기 위해 매우 효과적인 동작이다. 편하게 가슴이 펴지면서 어깨 통증이 완화된다.

● 링위치 : 탑-위로-세로-1개

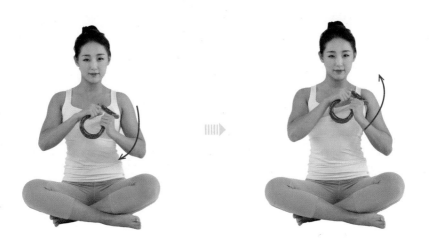

따라 하기

1 바로 앉은 자세에서 링을 세로로 잡고 어깨 앞 옴폭 파인 부위에 위치시킨다.
2 살짝 압력을 가하며 링의 사이드 부분을 이용해 사선으로 누르며 문질러 준다.
3 어깨가 말린 사람, 구부정한 분들은 뻐근함이 더 많이 느껴진다.

 이 동작을 실시한 후 가슴 스트레칭을 함께 해주면 훨씬 효과적이다.

부드러운 어깨를 위한 스트레칭으로 링을 활용해 보다 쉽고 효과적인 움직임을 할 수 있다.
● 링위치 : 탑-위로-가로-1개

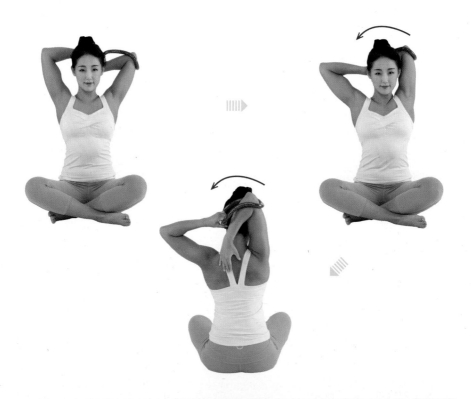

따라 하기

1 앉아서 혹은 서서 몸은 정면을 향하고 한쪽 팔꿈치를 구부린다.
2 팔꿈치에 링을 걸고 다른 한손으로 링의 사이드 부분을 잡는다
3 호흡을 내쉬면서 팔을 당긴다.

TiP 더 깊은 스트레칭을 원하면 몸통과 같이 움직이며 늘려준다. 이때 상체가 앞으로 숙여지지 않도록 주의한다.

어깨가 앞으로 말려서 구부정한 자세를 펴기 위한 좋은 동작이다.

● 링위치 : 탑-바깥쪽-가로-1개

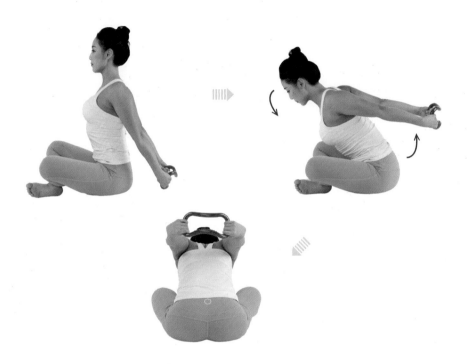

따라 하기

1 링을 등 뒤에 놓고 양손으로 잡는다.
2 가슴은 펴고 어깨는 내린다.
3 허리를 곧게 세운 상태에서 팔을 뒤로 뻗어준다.
4 천천히 상체를 앞쪽으로 숙여준다.

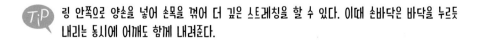

TiP   링 안쪽으로 양손을 넣어 손목을 꺾어 더 깊은 스트레칭을 할 수 있다. 이때 손바닥은 바닥을 누르듯 내리는 동시에 어깨도 함께 내려준다.

10. 딱딱하게 뭉친 등
시원하게 풀어주는 등 마사지

평소 잘못된 생활패턴이나 자세, 습관 등으로 인해 딱딱하게 굳은 등은 자세가 틀어지게 할 뿐만 아니라 전신이 피로하거나, 숙면을 취하지 못하게 할 수도 있다. 또한 순환에 장애가 생겨 체내에 독소가 쌓이기 쉽고, 이로 인해 장기의 기능도 떨어진다.

등은 우리 몸에서 유일하게 내 손으로 직접 마사지할 수 없는 부위이다. 그러

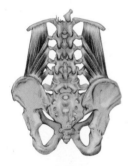

요방형근
Quadratus Lumborum

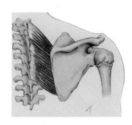

능형근
Rhomboids

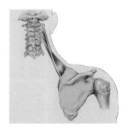

견갑거근
Levator Scapulae

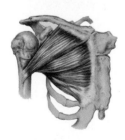

대흉근
Pectoralis Major

등과 관련한 근육들

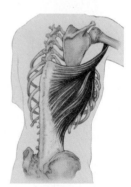

광배근
Latissimus Dorsi

다 보니 매일 불편함이나 피로감을 느끼면서도 그냥 방치하거나 체념한 채 지나치는 경우가 많다. 엠보링 마사지는 닿지 않는 부위까지 구석구석 뭉친 근육을 시원하게 풀어주고, 바른 자세를 만들어준다는 장점이 있다.

딱딱하게 뭉친 등 시원하게 풀기! 10분이면 충분하다. 부드러운 어깨와 등, 날아갈 듯한 가벼운 느낌, 상상만해도 행복하지 않은가? 아마 엄청난 탄성이 나올 것이다. 세상 둘도 없는 시원함을 지금부터 느껴보자.

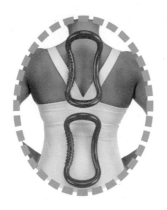

등 마사지 시 엠보링의 위치

등은 가장 많은 사람이 쉽게 뭉치고 피로를 많이 느끼는 부위이다. 딱딱하게 뭉쳐 있는 등을 풀기 위해 바로 눕는 자세가 가장 중요하다. 이 동작은 가슴이 이완되어 바른 자세 회복에 도움이 된다.

● 링위치 : 탑-위로-세로-2개

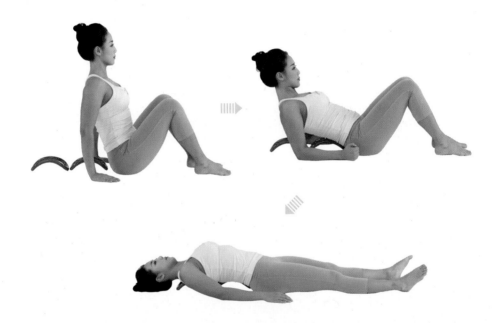

따라 하기

1　링 2개를 이용해 탑이 위로 향하게 세로로 길게 놓는다.
2　하나는 허리 밑에, 다른 하나는 견갑골 안쪽에 위치할 것이다.
　(링의 사이드 부분이 어깨 라인에서 살짝 나오게 한다.)
3　팔꿈치를 구부려 바닥에 대고 천천히 링 위에 눕는다.
4　다리를 펴고 어깨 너비로 벌려 편한 자세를 만든다.

 누웠을 때 턱이 심하게 들려있는 경우 머리 밑에 링 혹은 타올 등을 대어준다.

02 등마사지 　　　　　　　　　 팔 앞으로 뻗기

견갑 주변을 부드럽게 마사지하는 동시에 본인의 견갑 주변 근육 상태를 체크할 수 있는 동작인 동시에 안 좋은 쪽을 바로 확인할 수 있다.

● 링위치 : 탑-위로-세로-2개

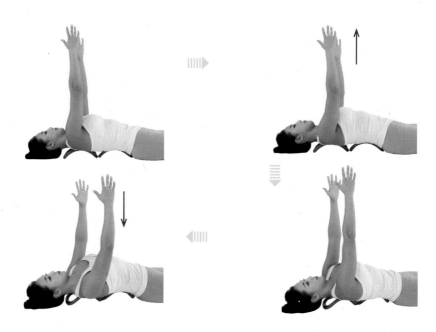

따라 하기

1 링 2개를 이용해 탑이 위로 향하게 세로로 길게 놓는다.

2 안전하게 눕는다. (바르게 눕는 법 p.154)

3 양손을 앞으로 뻗는다.

4 호흡을 들이마시면서 팔을 앞으로 밀어내듯 뻗고, 내쉬면서 어깨에 힘을 빼고 견갑이 바닥 쪽으로 떨어지는 느낌으로 내린다

5 이 동작을 반복하며 링 사이에서 움직이는 견갑에 집중한다.

TiP 팔이 움직일 때 견갑에 링이 닿는다면 위치가 비틀어져 있거나 잘못된 상태다. 링 위치를 잘 확인하여 눕는다.

견갑 안쪽의 경직된 근육을 시원하게 풀어주며 가동 범위를 좋게 한다.
- 링위치 : 탑-위로-세로-2개

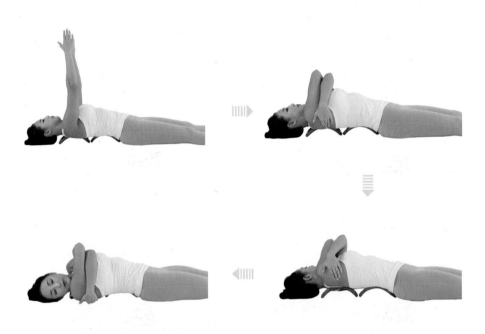

1 링 2개를 이용해 탑이 위로 향하게 세로로 길게 놓는다.
2 안전하게 눕는다. (바르게 눕는 법 p.154)
3 양손을 앞으로 뻗어준다.
4 뻗은 양손을 가슴을 감싸 안고 팔꿈치가 교차하도록 한다.
5 눈을 감고 천천히 호흡하며 좌우로 움직인다.

TιP 동작을 할 때에는 반드시 눈을 감고 천천히 움직여야 한다. 만약 눈을 뜨고 빠르게 움직일 시 멀미
처럼 울렁거리는 증상이 나타날 수 있다.

팔의 위치가 바뀌면서 마사지하는 부위 또한 이동된다. 견갑 위쪽의 상부 승모근(견갑거근)은 목을 회전하거나 어깨를 움직이는 데 가장 많이 쓰는 근육이다. 가장 많이 뭉치고 피로를 느끼는 근육(견갑거근)까지 마사지된다.

● 링위치 : 탑-위로-세로-2개

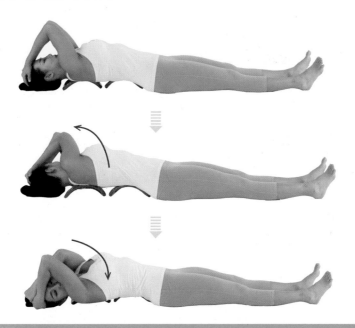

따라 하기

1 링 2개를 이용해 탑이 위로 향하게 세로로 길게 놓는다.
2 링 위에 바르게 눕는다. (바르게 눕는 법 p.154)
3 양손은 모아서 이마 혹은 정수리 부분에 대고 팔꿈치를 모은다.
4 눈을 감고 상체를 천천히 좌우로 움직인다.
5 팔꿈치를 모아야 등 뒤 견갑 안쪽 깊숙이 링이 들어가 뭉친 근육을 풀 수 있다.

TiP 상체의 움직임을 너무 과하게 하면 링이 옆으로 빠져나올 수 있다. 견갑 안쪽에 링을 위치시키고 그 범위 안에서 움직이도록 한다.

스스로 마사지하기 어려운 등 부위를 쉽고 편하게 함으로써 원하는 강도와 위치를 조절할 수 있다. 등 뒤의 근육 뭉침을 풀어내는 동시에 구부정한 가슴을 펴주는 동작으로 등, 어깨 뭉침과 구부정한 자세에 아주 좋다. 좌우 느낌을 체크하고 좀 더 뭉쳐 있고 뻐근한 부분에 집중하여 마사지한다.

● 링위치 : 탑-위로-세로-2개

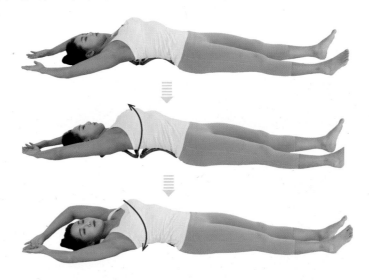

따라 하기

1 링 2개를 이용해 탑이 위로 향하게 세로로 길게 놓는다.
2 링 위에 바르게 눕는다. (바르게 눕는 법 p.154)
3 양손은 위로 올려 만세 자세로, 팔꿈치는 살짝 구부려 바닥과 가깝게 내려놓는다.
4 눈을 감고 상체를 좌우로 천천히 움직인다. 등 뒤 견갑골 안쪽에 링이 깊숙이 들어가 압박되면서 뭉친 근육을 풀어준다.
5 좌우의 느낌을 느끼면서 좀 더 뭉쳐 있는 쪽에 집중한다.

 누웠을 때 팔꿈치가 바닥과 많이 떨어져 있는 분은 가슴 앞쪽 마사지도 함께 해주면 훨씬 효과 적이다. (p.149 참조)

158

등 마사지의 마지막 단계에서 팔을 움직여 전체적인 부분의 근육을 이완시키는 동작이다. 팔꿈치가 최대한 바닥과 가까워지게 하고 최대한 천천히 움직이면서 팔을 돌린다. 견갑주변 경직된 근육을 이완시켜 준다.

● 링위치 : 탑-위로-세로-2개

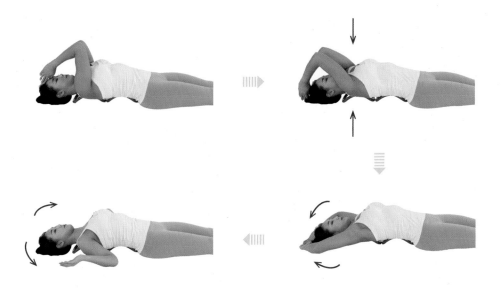

따라 하기

1 링 2개를 이용해 탑이 위로 향하게 세로로 길게 놓는다.
2 하나는 허리 밑에, 다른 하나는 견갑골 안쪽에 위치시켜 그 위에 눕는다.
3 링 가운데에 척추뼈가 지나갈 수 있게 하되 뼈가 링에 눌리지 않도록 주의한다.
4 팔꿈치를 모아 이마 쪽으로 올린 후 다시 팔꿈치를 바깥쪽으로 벌리고 가슴 쪽으로 모아 작은 원을 그려준다.

 작은 원 그리기로 뭉친 근육을 풀어준 후 점차 큰 원을 그려 더 깊은 마사지를 실시할 수 있다.

견갑 안쪽의 경직된 근육을 효과적으로 풀어내어 등, 견갑 주변 통증이 완화된다.
● 링위치 : 탑-위로-세로-2개

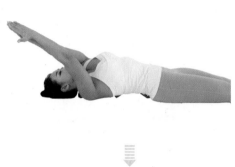
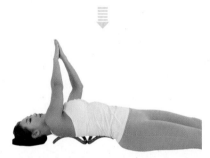
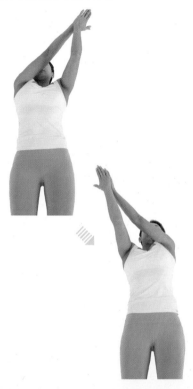

따라 하기

1 링 2개를 이용해 탑이 위로 향하게 세로로 길게 놓는다.
2 하나는 허리 밑에, 다른 하나는 견갑골 안쪽에 위치시켜 그 위에 눕는다.
3 링 가운데에 척추뼈가 지나갈 수 있게 하되 뼈가 링에 눌리지 않도록 주의한다.
4 양손을 모아 앞으로 뻗는다.
5 손등을 뒤집어가며 팔을 위로 갔다가 아래로 내려오면서 동시에 움직인다.

Tip 몸통은 정지한 채 손등을 뒤집어가며 위로 아래로 움직이며 실시한다. 뻐근한 통증이 느껴지는 부위에서 그 각도를 유지하며 동작을 반복한다.

등 마사지 후 스트레칭은 근육의 이완을 도와 통증이 완화되고 가동범위가 좋아져 한결 가벼워진 몸을 느낄 수 있다.

● 링위치 : 탑-몸통 쪽-가로-1개

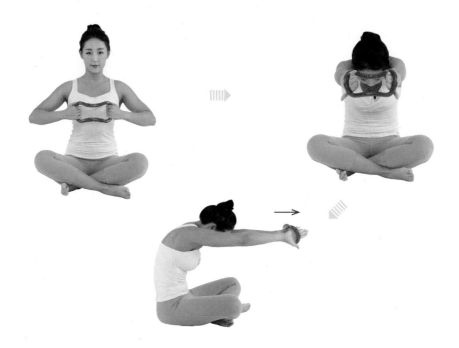

따라 하기

1 서서 혹은 앉아서 링의 사이드 부분을 양손으로 잡는다.
2 링을 잡고 안쪽으로 돌려 팔을 앞으로 뻗어준다.
　(팔등 쪽과 등이 연결되어 있어 훨씬 효과적이다.)
3 양쪽 견갑이 멀어지는 느낌으로 등을 쭉 펴준 채 이완시킨다.
4 몸을 좌우로 기울여 등 옆쪽까지 스트레칭할 수 있다.

 등을 자연스럽게 펴면서 천천히 이완시킨다. 갑작스럽게 힘을 주면 오히려 쥐가 나는 것처럼 근육이 순간 경직될 수 있다.

등 전체의 스트레칭으로 근육을 이완하고 동시에 가슴이 확장되어 바른 자세에 도움이 된다.
● 링위치 : 탑-위로-가로-1개

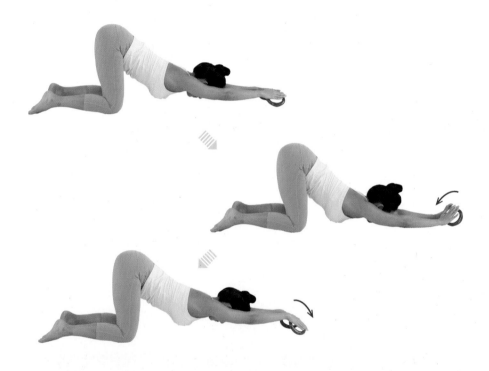

따라 하기

1 무릎을 구부려 엎드린다. 이때 엉덩이는 위로 향하게 들고 가슴은 최대한 바닥과
  가깝게 한다.
2 팔을 앞쪽으로 뻗어 링의 탑 부분에 손바닥을 펴서 잡는다.
3 상·하체를 고정하고 손을 밀었다 당기면서 등 근육을 이완한다.

 이때 상·하체는 고정하고 손을 밀었다 당기면서 등 근육을 이완한다.

등과 가슴을 곧게 펴주어 자세가 좋아지며 흉곽을 확장시켜 평소 호흡이 좋아진다. 또한 어깨 움직임이 부드러워진다.

● 링위치 : 탑-바닥-가로-1개

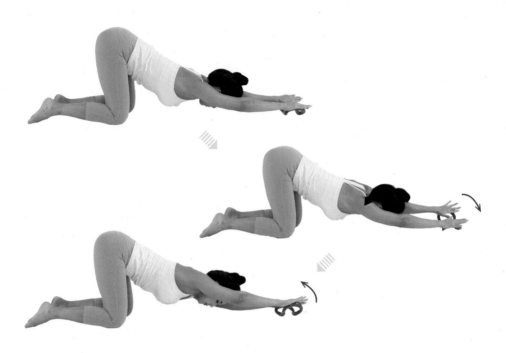

따라 하기

1 무릎을 구부려 상체를 숙인다.
2 가슴을 바닥 쪽에 대고 엎드린다.
3 링의 탑이 바닥을 향하게 해 사이드 부분에 양손을 댄다.
4 한쪽씩 손바닥을 누르며 겨드랑이와 가슴, 옆구리를 스트레칭한다.
　 이때 엉덩이와 무릎을 수직으로 하고 엉덩이는 세운 상태에서 실시한다.

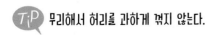 **무리해서 허리를 과하게 꺾지 않는다.**

어깨와 견갑 주변근의 스트레칭으로 부드러운 움직임을 유도한다.
● 링위치 : 탑-안쪽-가로-1개

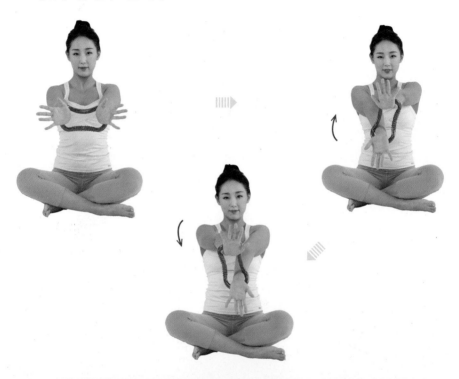

따라 하기

1 링 사이에 양손을 넣어 앞으로 뻗는다.
2 손바닥이 정면을 향하게 손목을 꺾고, 손목은 링의 바깥쪽으로 밀어준다.
3 한쪽씩 손을 위로 올려 돌린다.
4 어깨가 따라 올라가지 않도록, 최대한 견갑 안쪽의 능형근 움직임에 집중한다.

TiP　견갑 주변 마사지 이후 움직임을 통한 스트레칭은 주변 근육을 부드럽게 이완시켜 가동 범위를 좋게
　　　한다. 견갑의 움직임은 등, 어깨 통증과 밀접한 관계를 가지고 있기 때문에 평소 관리가 중요하다.

11. 뻣뻣한 뒷목, 피곤한 목 한방에 해결하는 목 마사지

컴퓨터 혹은 스마트폰을 사용하다 보면 나도 모르게 목이 앞으로 쭉 빠져 나와 있는 것을 느낀다. 문제는 이런 무의식 중에 나타나는 자세가 장시간 유지되면서 거북목 증후군에 시달리게 된다는 것이다.

생각해보라. 4~6킬로그램 정도 되는 머리를 앞으로 떨어지지 않게 하기 위해 우리의 뒷목은 있는 힘을 다해 버티고 있는 격이다. 이러니 근육이 경직되지 않을 수 있을까.

우리는 한참을 컴퓨터와 스마트기기 사용하고 나서 손으로 한번 주물주물 목 주변을 주무르는 것으로 대가를 치른다. 뒷목은 점점 화가나듯 뻣뻣해지기 시작하다가 결국 눈까지 침침해지는 현상으로 이어지기까지 한다.

여기서는 뒷목, 뻣뻣하게 뭉친 목, 후두하근(머리를 회전할 때 안정화시키는 뒤통수

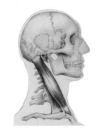
흉쇄유돌근
Sternocleidomastoid

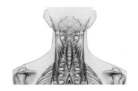
널판근(판상근)
Splenius

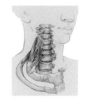
사각근
Scalenes

목과 관련한 근육들

밑근)을 엠보링의 돌기를 이용해 보다 깊고 효과적으로 이완시켜 보자. 특히 시신경과 연결되어 침침한 눈이 맑아지는 효과 또한 얻을 수 있다.

오늘도 뒷목을 잡고 있다면, 지금 바로 링을 잡아라.

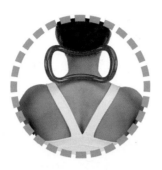

목 마사지 시 엠보링의 위치

앉아서 쉽게 할 수 있는 동작으로 경직되어 있는 근육을 풀어주어 목의 통증이 완화된다. 사무실에서도 쉽게 할 수 있다.

● 링위치 : 탑-바깥쪽-가로-1개

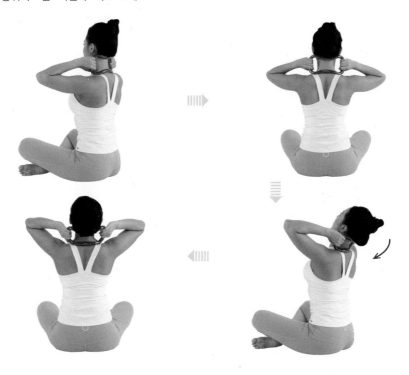

따라 하기

1 허리를 펴고 바른 자세로 앉는다.
2 링의 사이드를 잡고 링의 돌기 부분이 머리카락이 나는 끝점 라인에 위치한다.
3 반대쪽 링 커브는 어깨를 꾹 눌러주어 고정시킨다.
4 목을 링쪽으로 누르며 고개를 뒤로 젖혔다 숙였다를 반복하며 마사지한다.

 승모근에 닿는 링의 아래 부분이 뜨지 않게 밀착시킨 후 위쪽의 링만 움직이도록 한다.

몸을 좌우로 움직여 경직된 부위를 찾아 더 집중해서 마사지할 수 있다.
● 링위치 : 탑-바깥쪽-가로-1개

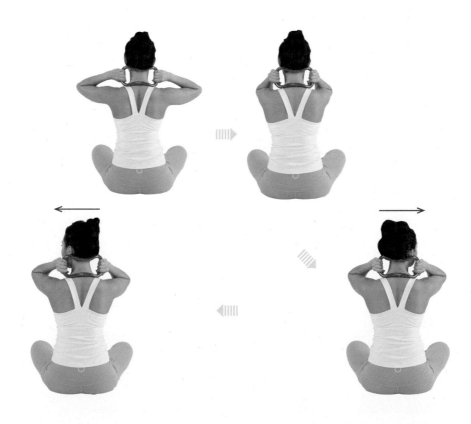

따라 하기

1 허리를 펴고 바른 자세로 앉는다.
2 링의 사이드 부분을 잡고 링의 돌기 부분을 머리카락이 닿는 끝점 라인에 위치시
　　킨다.
3 반대쪽 링 커브는 어깨를 꾹 눌러주어 고정시킨다.
4 목을 링쪽으로 누르며 고개를 좌우로 움직이며 목을 마사지한다.

경직된 목을 풀어주어 부드러운 목의 회전을 만들어주고 머리를 맑게 해준다. 지끈한 두통에도 효과적이다.

● 링위치 : 탑-위로-가로-1개

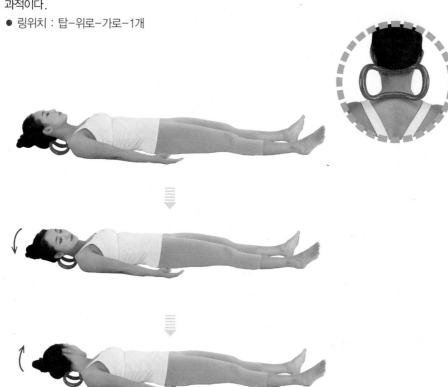

따라 하기

1 위를 향해 바른 자세로 눕는다.
2 목 뒤쪽에 탑이 위로 향하게 가로로 놓는다.
3 링의 부분이 머리와 목이 만나는 지점에 닿도록 위치시킨다.
4 고개를 천천히 좌, 우로 움직여 목을 풀어준다.

 눈을 뜨고 빠르게 움직이지 않도록 주의한다.

목 뒤쪽의 링을 살짝 들어 높여주면 좀 더 깊은 마사지를 할 수 있다.

● 링위치 : 탑-위로-가로-1개

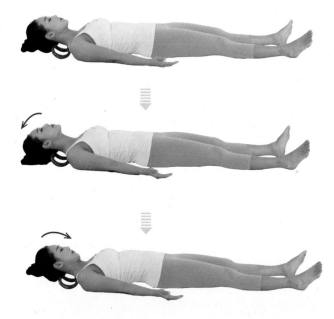

따라 하기

1 위를 향해 바른 자세로 눕는다.
2 목 뒤쪽에 탑이 위로 향하게 가로로 놓는다.
3 링의 부분이 머리와 목이 만나는 지점에 닿도록 위치시킨다.
4 고개를 천천히 위, 아래로 움직여 목을 풀어준다.

 눈을 뜨고 너무 빠르게 움직이지 않도록 주의한다.

머리의 무게를 이용해 목의 근육을 안전하고 효과적으로 이완할 수 있다.

● 링위치 : 탑-위로-가로-1개

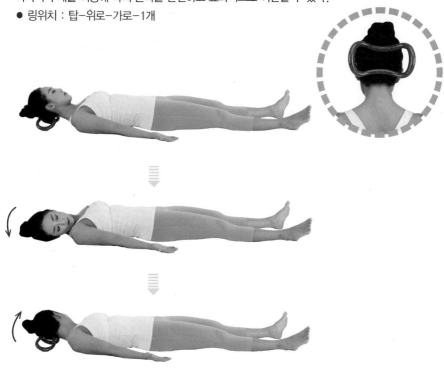

따라 하기

1 위를 향해 바른 자세로 눕는다.
2 머리 뒤쪽 중앙에 탑이 위로 향하게 가로로 놓는다.
3 목을 옆으로 돌려 머리를 링 아래쪽으로 떨어뜨린다
4 정지한 상태로 약 12초간 유지하며 근육을 이완한다.
5 반대쪽도 똑같이 반복한다.

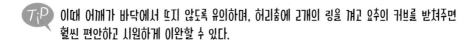 이때 어깨가 바닥에서 뜨지 않도록 유의하며, 허리춤에 2개의 링을 껴고 요추의 커브를 받쳐주면 훨씬 편안하고 시원하게 이완할 수 있다.

171

목의 뭉친 근육을 마사지 한 후에는 짧아진 근육을 길게 이완시켜 움직임을 부드럽게 만든다.
● 링위치 : 탑-바깥쪽-가로-1개

앞모습

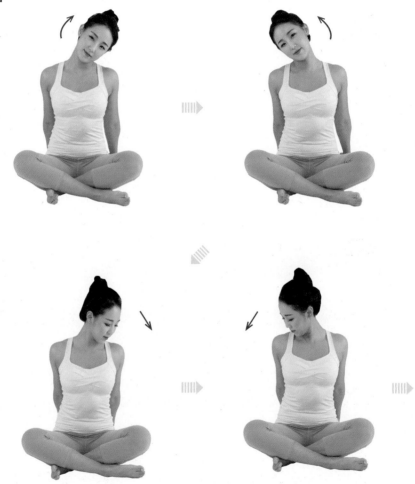

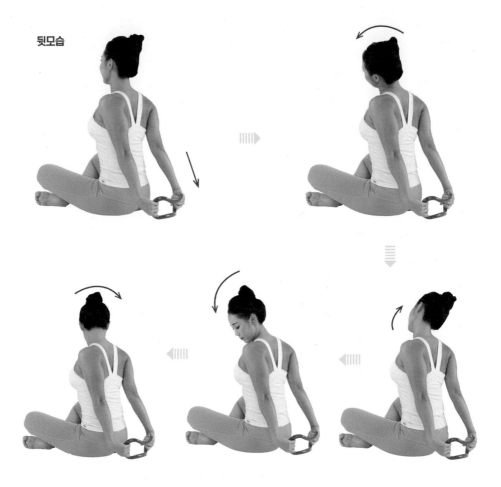

뒷모습

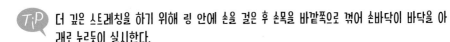

따라 하기

1 허리를 세우로 바른 자세로 앉는다.
2 등 뒤쪽으로 링의 사이드 부분을 잡고 가슴을 편다.
3 목을 한쪽씩 번갈아가며 천천히 옆으로 숙여 스트레칭한다.
4 이때 어깨가 올라가지 않도록 하며 귀와 어깨 사이가 최대한 멀어지는 느낌으로
  스트레칭한다.

T.P 더 깊은 스트레칭을 하기 위해 링 안에 손을 걸은 후 손목을 바깥쪽으로 꺾어 손바닥이 바닥을 아
래로 누르듯이 실시한다.

목의 뻐근함을 자주 느끼는 경우 목의 근육을 단련시켜 앞으로 빠지지 않도록 하기위한 강화 운동이다.

● 링위치 : 탑-몸통쪽-가로-1개

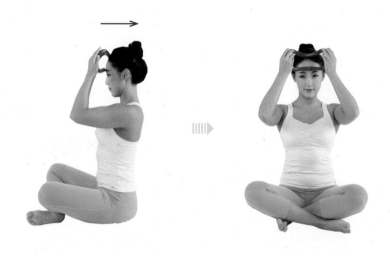

따라 하기

1 링의 사이드 부분을 잡는다.
2 링의 탑이 이마쪽을 향하도록 한다.
3 손으로 링을 고정하고 이마로 링을 누르듯 힘을 준다.
4 머리는 뒤로 넘어가지 않게 버틴다.

링을 이용해 짧아진 목의 앞쪽 근육을 쉽게 이완시켜 준다.

● 링위치 : 탑-바깥쪽-세로-1개

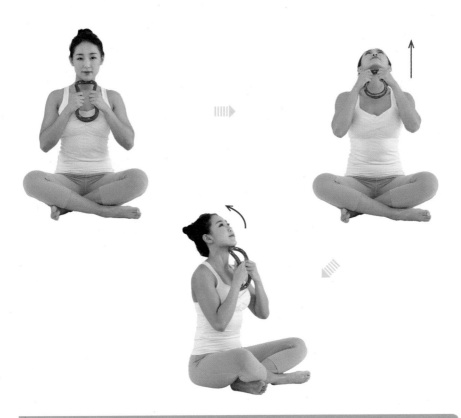

따라 하기

1 바른 자세로 앉는다.

2 링의 세로면을 잡고 링의 사이드 한 부분을 턱아래 쪽에 위치시킨다.

3 링을 살짝 위로 밀어올려 목 앞쪽의 근육을 이완시킨다.

 목에 무리가 가지 않도록 너무 강하게 밀거나 오랫동안 유지시키지 않는다.(8초간 유지)

마사지와 스트레칭 이후 건강한 목을 위해 휴식,회복의 시간을 갖는다. 링을 이용한 자연스러운 커브는 건강한 목 라인을 만들어준다.

● 링위치 : 탑-위로-세로-1개

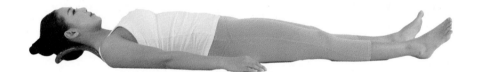

따라 하기

1 천장을 바라보고 편한 자세로 눕는다.
2 링의 탑이 위로 향하게 세로로 목 뒤에 받친다
3 힘을 빼고 편안한 자세로 휴식을 취한다.

12. 지끈한 두통, 집중력 강화를 위한
머리 마사지

평소 업무 중 눈의 피로함과 두통을 자주 느낀다면 머리 마사지로 해결하라.

머리(관자놀이) 마사지는 눈 주위의 혈관을 자극하여 혈관 속 노폐물 제거 및 영양 공급에 도움을 주어 시력이 떨어지는 것을 예방해주고 안구건조증에도 좋다. 또한 피로감이 개선되고 눈 주위와 두통, 편두통을 완화하는 데 효과가 있다.

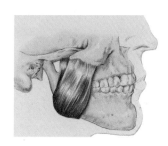

교근
Masseter

머리와 관련한 근육들

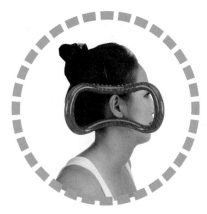

머리 마사지 시 엠보링의 위치

눈의 피로를 풀어주고 두통 완화에 좋다. 머리의 무게만으로도 충분히 압박 마사지가 가능하기 때문에 일부러 힘을 주어 깊이 압력을 주지 않도록 한다.
- 링위치 : 탑-위로-가로-1개

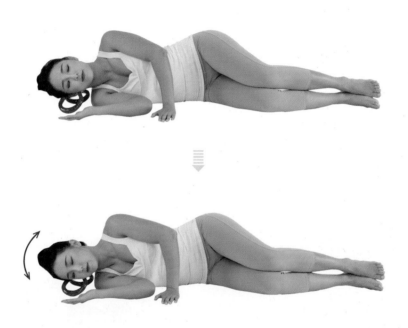

따라 하기

1 옆으로 누워 링의 탑이 위로 오게 한다.
2 링의 가운데 부분에 귀가 위치하도록 한다.
3 머리를 천천히 앞, 뒤로 움직여준다.

스트레스로 인한 잦은 두통, 편두통 완화에 효과적이다.

● 링위치 : 탑-몸통 쪽-가로-1개

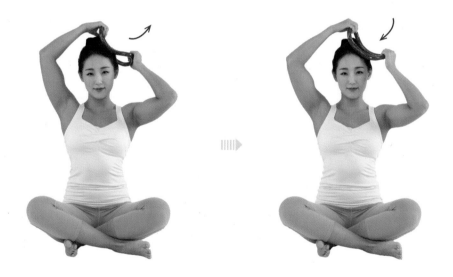

따라 하기

1 바른 자세로 앉는다.
2 링의 탑이 머리 쪽을 향하게 한 후 양손으로 사이드 부분을 잡는다.
3 이마 위쪽부터 머리 뒤쪽으로 쓸어내리듯 밀면서 지압한다.

내가 보니 여러분은 매일 다음 둘 중 하나를 하고 있군요.
건강을 바로 세우거나 스스로 병을 만들거나.
—아델 데이비스

제3장

직장인들에게
나타나는
통증별 예방법

20분이면
충분해

어리석은 일 중에 가장 어리석은 일은 이익을 얻기 위해
건강을 희생하는 것이다.
−쇼펜하우어

직장인들에게 흔히 나타나는 통증별 예방법

마사지는 새로운 통증 완화법이 아니다. 히포크라테스도 스포츠 또는 전쟁 부상에 마사지가 효과적인 치료라고 언급한 적이 있다. 또 다양한 통증에 대해 아무 치료도 받지 않은 경우와 비교할 때 마사지가 통증을 완화하는 데 효과가 있다고 약 60여 건이 넘는 연구논문이 〈통증의학〉지에 발표된 바 있다.

이처럼 마사지는 이미 오래 전부터 사용되어 왔고, 현재에도 통증완화에 대한 효능이 충분히 입증되어 물리치료와 재활치료에서 보편적으로 사용되고 있다.

불균형한 자세의 반복으로 인한 통증이 흔해진 요즘, 어쩌면 우리에게 필요한 것은 그 어떤 것도 아닌 통증에서 벗어나는 일일 지도 모른다.

'한 번의 예방이 열 번의 치료보다 낫다'는 말이 있다. 100세 시대를 축복이냐 재앙이냐고 묻지말고 지금 나의 몸에 집중해보라. 하루 20분이면 충분하다.

퇴근 후 술자리 모임이나 혹은 티비 시청 대신 셀프 마사지를 택했다면 아마도 당신은 누구보다 건강한 미래가 보장될 것이다.

이번 장에서는 통증의 다양한 증상을 스스로 케어하고 완화하는 방법을 제시한다.

통증을 일으키는 주요 부위와 주변근의 마사지와 스트레칭, 강화 운동의 순서로 하루 20분 건강한 몸을 만들기 위한 방법을 소개한다. 셀프 마사지를 통해 본인의 몸 상태를 체크하고 회복시켜 보자.

하이힐, 플랫슈즈로 인한 족저근막염 이젠 두렵지 않아!

족저근막염은 발뒤꿈치에서 발가락까지 연결된 근막에 염증이 생긴 상태를 말하는데, 발뒤꿈치 통증으로 흔하게 나타난다. 특히 과체중이거나 하이힐을 자주 신는 경우, 평발이거나 너무 오목하게 굴곡이 있는 경우, 플랫슈즈나 납작한 슬리퍼를 자주 신는 경우, 평소 걷기나 운동이 부족한 경우 등에서 나타나며, 남자보다 여자에게 2배 정도 더 많이 발생한다.

발의 아치를 유지하고 발바닥이 받는 충격을 흡수하는 역할을 하는 족저근막은 기상 후 몇 걸음 걸을 때 수면 중에 수축해있던 근막이 펴지면서 통증을 느끼게 된다. 또 장시간 걷거나 서 있어도 통증이 증가된다.

문제는 이러한 통증이 점점 심해지면서 보행에 장애가 생겨 무릎이나 고관절, 척추까지도 문제가 생길 수 있다는 점이다. 이를 예방하고 통증을 줄이기 위해서는 발바닥(족저근막)과 종아리 압박 마사지를 통해 긴장된 근육을 풀어주고 스트레칭을 자주 해주는 것이 중요하다.

여기서는 엠보링을 이용해 족저근막 완화 및 예방법에 대해 알아본다.

하루 20분 셀프 건강운동법

발바닥 전체밟기 5분 → 발가락 꽉 쥐었다 펴기 2분 → 아치 시작점과 끝점 집중 밟기 5분 → 종아리 마사지(가로로 놓고 발끝 당기기) 3분 → 링 끼고 종아리 한쪽씩 구부렸다 펴기 3분 → 발목&종아리 스트레칭(탑 위에 발을 대고 발목을 밀었다 당기기) 2분

1. 발바닥 전체밟기 5분

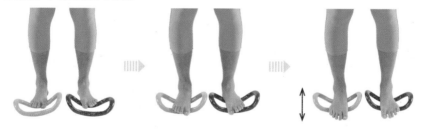

2. 발가락 꽉 쥐었다 펴기 2분

3. 아치 시작점과 끝점 집중 밟기(5분)

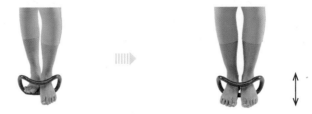

4. 종아리 마사지(가로로 놓고 발끝당기기) 3분

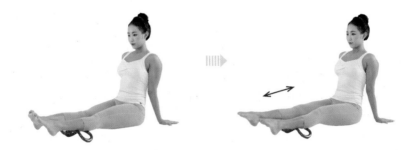

5. 링 끼고 종아리 한쪽씩 구부렸다 펴기 3분

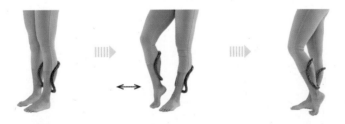

6. 발목&종아리 스트레칭(탑 위에 발을 대고 발목을 밀었다 당기기) 2분

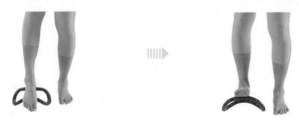

오래 서 있는 분들에게 나타나는
하지정맥류 손쉽게 예방하기

하지정맥류는 주로 하지(다리)와 발의 정맥이 짙은 보라색이나 파란색의 꽈배기 모양으로 튀어나오는 증상이다. 일반적으로 종아리 뒤쪽이나 다리 안쪽에 나타나는데 중력의 반대 방향으로 혈액을 운반해야 하는 정맥이 탄력이 감소되고 정맥 내 판막이 약해져 혈액의 역류가 발생하면서 압력이 올라가 정맥이 확장되어 나타난다. 주로 남성보다 50대 이상의 여성에게 더 많이 나타나지만 요즘은 하이힐을 착용하고 장시간 직립 자세로 서 있는 젊은 직장인들에게서도 많이 나타나고 있다.

이를 예방하거나 증상을 완화하기 위해서는 종아리 압박 마사지를 통해 혈액순환과 근육의 긴장도를 향상시키는 것이 중요하다. 또한 높은 굽, 하이힐 등은 되도록 피하고, 쉬는 시간에 다리를 높이 올려 부종을 감소시키고 정맥의 순환을 촉진시키도록 스트레칭과 병행하여 실시하는 것이 좋다.

여기서는 다리의 부종을 잡고 순환시켜 건강한 다리를 만들기 위한 방법으로 제2의 심장인 종아리의 근육을 심장과 중력을 똑같이 받게 누운 채로, 걷는 운동처럼 다리근육을 수축&이완시켜 종아리에 고인 체액(혈액, 림프액 등)을 심장으로 밀어 올려 순환시키는 방법을 실행해본다.

이와 더불어 함께 하는 운동방법은 더욱 효과적이고 쉽게 셀프케어할 수 있는 좋은 방법이 될 것이다.

손바닥 주무르기 2분 → 발바닥 아치 끝점 밟기 3분 → 발뒤꿈치 들었다 내리기 2분 → 허벅지 문지르기(앞,뒤) 3분 → 종아리 마사지 문지르기 2분 → 종아리에 끼고 발끝 당겼다 펴기 5분 → 발끝에 링 걸고 당기기 3분

1. 손바닥 주무르기 2분

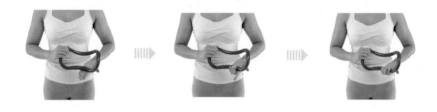

2. 발바닥 아치 끝점 밟기 3분

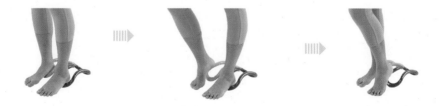

3. 발뒤꿈치 들었다 내리기 2분

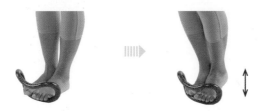

4. 허벅지 문지르기 (앞, 뒤) 3분

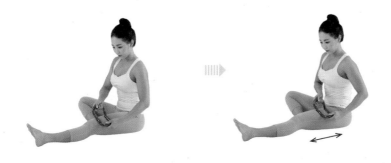

5. 종아리 마사지 문지르기 2분

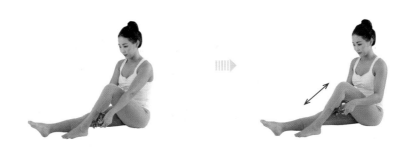

6. 종아리에 끼고 발끝 당겼다 펴기 5분

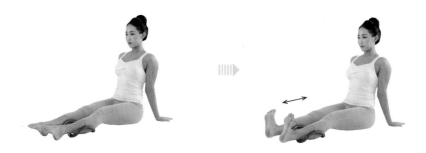

7. 발끝에 링 걸고 당기기 3분

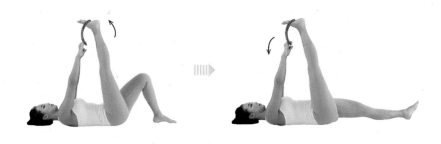

Tip 다리가 두꺼울 경우 링의 사이드 부분으로 링을 끼고 실시한다. 또는 링의 탑을 가로로 놓고 한 발을 링 위에, 다른 한 발을 발 위에 교차해 올려 압력을 가한 후 발을 안팎으로 굴리고 발목을 당겼다 폈다를 반복하며 움직일 수 있다.

다리 꼬기, 짝다리 짚기를 자주 한다
골반 통증 예방법

골반 통증은 교통사고와 같은 큰 충격이 신체에 전달되어 증상이 나타날 수 있지만, 대부분 잘못된 자세나 생활습관이 오랜 시간 유지되고 누적되어 질환으로 나타난다.

특히 한쪽 발 꼬기, 짝다리 짚기, 턱 괴기 등 삐딱한 자세가 유지되면서 몸의 축이 한쪽으로 기울어지게 되고, 이는 골반 틀어짐의 원인이 된다. 또한 출산한 여성의 경우 임신 기간을 거치는 동안 척추와 골반 주위 근육, 인대가 늘어나고 변형이 될 수 있다. 아침 출근 시 스커트의 지퍼가 분명 중앙에 와있었는데 점심 식사 후 옷매무새를 다시 할 때면 지퍼가 옆으로 돌아가 있는 경험이 있는가? 아마도 여성이라면 한번쯤 경험했을 법한 일일 것이다.

상, 하체를 구분하는 중심점에 있는 골반은 신체 비율상 우리 몸의 균형을 잡는데 매우 중요한 역할을 한다. 정상 체형은 골반을 중심으로 상하좌우 밸런스가 대칭이 되는데, 골반은 단 몇 mm만 틀어지더라도 고통을 느낄 수 있으며, 엉덩이 통증과 고관절 통증으로 이어진다. 뿐만 아니라 골반을 지지하고 있는 척추까지 틀어져 요통의 원인이 되기도 한다.

이를 최대한 방지하기 위해서는 골반 주위 근육이 균형을 이룰 수 있도록 마사지와 주변 근육 스트레칭, 코어 근육 운동이 필요하다.

여기서는 골반의 밸런스를 맞추기 위한 고관절 주변 근육과 골반의 균형을 잡아주는 근육을 마사지하고 스트레칭하는 방법을 소개한다.

하루 20분 셀프 건강운동법

고관절 주변(이상근) 마사지 5분 → 천골 주변 마사지 3분 → 서혜부 마사지 3분 → 누워서 복숭아뼈 걸고 스트레칭 3분 → 양반다리 앞숙이기 엉덩이 스트레칭 3분 → 앉아서 앞 숙이기 고관절 스트레칭 3분

1. 고관절 주변(이상근) 마사지 3분

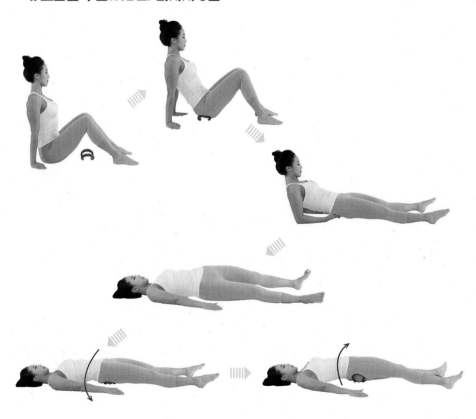

2. 천골 주변 마사지 3분

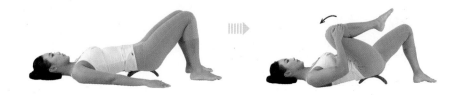

3. 서혜부 마사지 3분

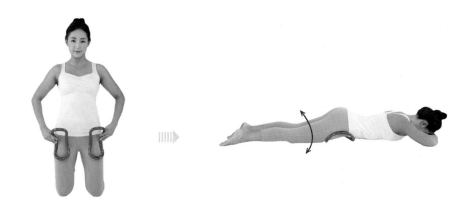

4. 누워서 복숭아뼈 걸고 스트레칭 3분

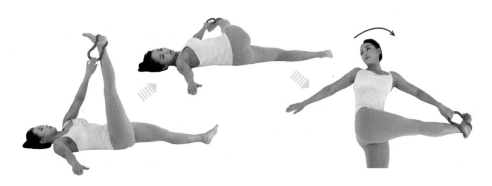

5. 양반다리 앞숙이기 엉덩이 스트레칭 3분

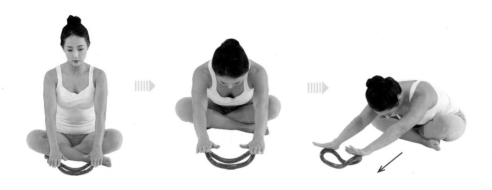

6. 앉아서 앞 숙이기 고관절 스트레칭 3분

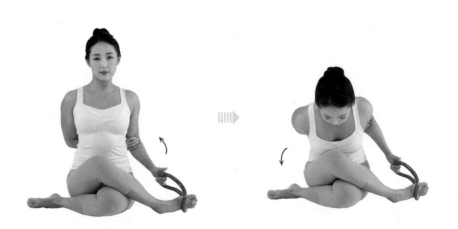

나이와 상관없는 허리통증
평소 관리로 튼튼하게

대표적 허리통증은 요추의 주변 구조가 손상되는 경우인데, 요추 주변의 인대나 근육, 또는 디스크가 손상되면 통증이 발생한다. 이러한 인체의 구조적 손상으로 인한 통증은 그 원인이 치유되면 정도가 완화되거나 완전히 사라질 수 있다.

골반의 균형은 건강한 요추를 만드는 데 매우 중요하다. 텐트를 세운다고 생각해보자. 4개의 끈이 단단하게 조여 사방으로 꽂혀 있어야 흔들림이 없다. 그 중 한 개라도 느슨하거나 심하게 당겨지면 텐트 모양은 한쪽으로 기울어지게 된다. 우리 골반이 텐트이고, 그 위에 척추와 연결된 4개의 끈 역할을 해주는 근육이 요방형근과 요근이다. 이 근육들의 균형을 잡아주는 것이 골반 균형에 매우 큰 역할을 하며, 결국 그것은 건강한 척추를 세우는 기초가 된다.

또한 엉덩이(고관절)의 유연함은 골반 균형과 허리 움직임과 밀접한 관계를 맺고 있다. 결국 건강한 허리, 통증완화를 위해 앞서 얘기한 엉덩이 주변근과 척추 주변근의 뭉침을 풀어내는 것이 중요하다. (실제 허리 통증이 있는 사람들은 위의 두 부위만 마사지를 해봐도 통증의 정도로 쉽게 알 수 있다.)

그리고 주변 근육을 강화시키는 것은 필수이다. 허리 통증을 경험한 사람들 중 운동을 한 사람들은 1년 이내에 다른 허리 통증이 발생할 위험이 25~40% 더 낮다는 연구보고도 있다. 마사지 이후 꾸준한 주변근 강화운동은 통증을 예방하고 건강한 허리를 만들기 위한 기본요소이다.

여기서는 해당 부위의 마사지와 스트레칭, 강화운동을 소개한다.

하루 20분 셀프 건강운동법

고관절 주변 마사지 5분 → 천골 주변 마사지 3분 → 요근 마사지(11자) 5분 →
와이드 스쿼트 자세 요방형근 스트레칭 또는 앉아서 링 발에 걸고 사이드 팔 뻗
기 스트레칭 3분 → 네 발 코어 운동 4분

1. 고관절 주변 마사지 5분

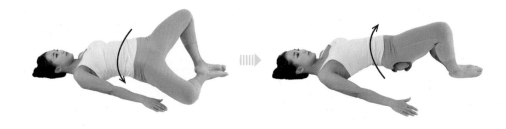

2. 천골 주변 마사지 3분

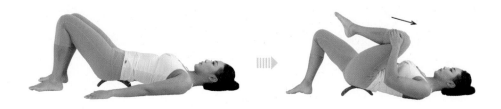

3. 요근 마사지(11자) 5분

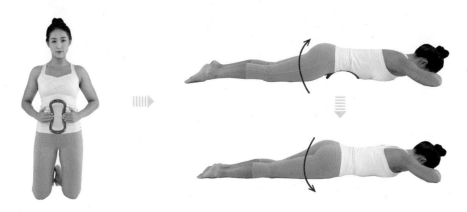

4. 앉아서 링 발에 걸고 사이드 팔 뻗기 스트레칭 3분

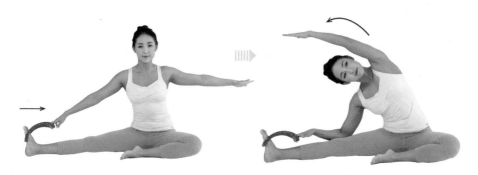

5. 네 발 코어 운동 4분

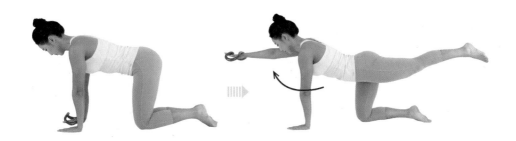

오십견은 이제 옛말!
삼십견, 사십견 예방법

오십견은 어깨관절 근육과 인대가 퇴행으로 약해지면서 생기는 질환으로 어깨 관절의 통증을 유발하고, 원활한 움직임을 제한한다. 주로 50세 이후 퇴행성 질환으로 나타나는데 요즘은 30~40대 직장인들에게 생기는 경우도 많다. 이는 노화로 인한 퇴행성이라기 보다는 오랜 시간 앉아서 일을 하면서 근육을 풀어주지 않고 계속 사용하기 때문이다.

오십견은 1~2년 이내에 자연적으로 치유되는 자가회복 질환으로 알려져 있긴 해도 회복에 너무 많은 시간이 소요되기 때문에 초기에 치료하거나 예방하는 것이 중요하다. 만약 조금이라도 불편하거나 통증이 느껴진다면 방치하지 말고 적극적으로 나의 어깨를 돌보자.

바쁘다는 핑계로, 귀찮다라는 핑계로 소홀할 경우 관절이 점점 굳어지면서 팔을 들어올리는 동작이 힘들어 혼자서 머리조차 못 감을 경우가 생길 수도 있다.

자가진단을 통해 나의 상태를 알아보고, 엠보링을 이용한 어깨관절을 유연하게 만들어주는 마사지와 스트레칭으로 예방하자.

오십견 자가진단

- ☐ 어느 날 갑자기 어깨가 아파 잠에서 깼다.
- ☐ 어깨 관절이 뻣뻣하고 통증이 있으며 어깨를 쓰지 않을 때도 아프다.
- ☐ 팔을 들어 올리거나 뒤로 젖힐 때 삐끗하는 느낌이 들면서 아프다.
- ☐ 샤워를 할 때 목 뒤나 어깨를 씻기 힘들다.
- ☐ 혼자서는 옷 뒤의 지퍼나 단추를 채우지 못 한다.
- ☐ 손을 선반 위로 뻗거나 멀리 있는 반찬을 집기 힘들다.
- ☐ 통증이 있다 없다 하는 것이 반복되면서 점점 더 심해지는 것 같다.
- ☐ 통증이 어깨 뒤에서 앞으로 팔을 타고 내려와 나중엔 손까지 아프다.

- ☐ 3개 이상 해당, 오십견 의심
- ☐ 5개 이상 해당, 병원 치료 요망

〈출처 : 직장인도 걸릴 수 있는 오십견 자가진단 및 예방방법 | 작성자 코지마〉

하루 20분 셀프 건강운동법

겨드랑이 마사지 5분 → 겨드랑이에 끼고 팔 돌리기 마사지 3분 → 견갑 사이에 끼고 골반 들어올렸다 내리기 3분 → 앉아서 링 뒤로 잡고 앞숙이기(어깨 스트레칭) 3분 → 삼두 광배 스트레칭(걸어당기기) 3분 → 엎드려 삼두 광배 스트레칭(기울이기) 3분

1. 겨드랑이 마사지 5분

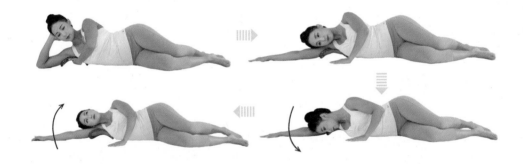

2. 겨드랑이에 끼고 팔 돌리기 마사지 3분

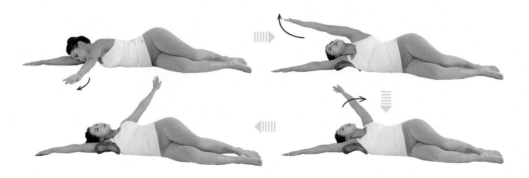

3. 견갑 사이에 끼고 골반 들어올렸다 내리기 3분

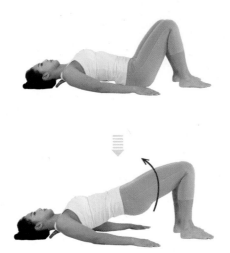

4. 앉아서 링 뒤로 잡고 앞숙이기(어깨 스트레칭) 3분

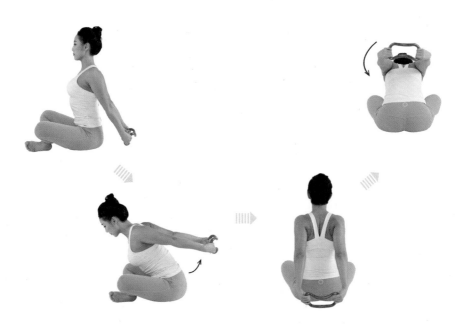

5. 삼두 광배 스트레칭(걸어 당기기) 3분

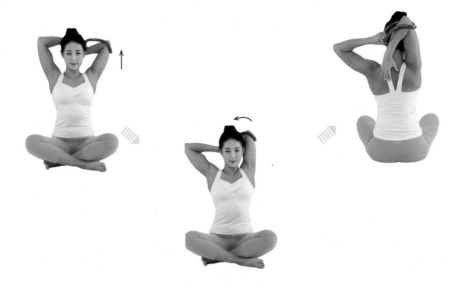

6. 엎드려 삼두 광배 스트레칭(기울이기) 3분

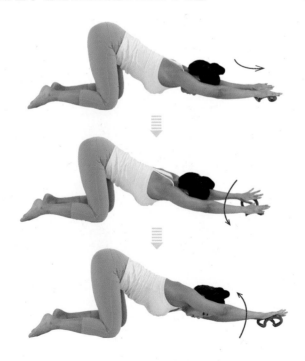

3명 중 1명이 가지고 있는
거북목, 일자목 셀프관리로 회복하기

거북목 증후군이란 머리가 구부정하게 앞으로 나오는 자세를 오래 취해 목이 일자목으로 바뀌고 뒷목, 어깨, 허리 등에 통증이 생기는 증상을 말한다. 경추(목 척추)는 원래 전방을 향해 역 C자형으로 나와 있어야 함에도 불구하고, 슬래시 형태로 쭉 펴진 채 앞쪽으로 기울어진 상태가 되는 것이다.

이런 자세가 만들어지는 데는 여러 가지 이유가 있지만 특히 장시간 컴퓨터를 사용하게 될 경우 무의식적으로 머리를 앞으로 향하게 되는데, 이러한 자세가 장시간 유지되면서 구부정한 자세와 함께 거북목 증후군에 걸리게 된다.

주로 컴퓨터 사용이 많은 사무직 종사자들에게서 많이 나타나고 있으며, 요즘은 스마트 기기의 확산으로 인해 대부분의 사람들에게 나타나는 흔한 질병이 되었다. 게다가 스마트폰 사용이 많은 어린 학생들까지 거북목 증후군에 시달리고 있는 것이 현실이다. (앞서 얘기한 대학투어 특강에서 느꼈듯 학생들의 80% 이상이 이 증상에 시달리고 있다.)

거북목 증후군에 걸리면 무거운 머리를 지탱하기 위해 목이 앞으로 나오게 되는데 이로 인해 뒤쪽에 위치한 상부 승모근이 강제로 붙잡고 버티게 되면서 어깨와 등의 통증으로까지 이어지게 되는 것이다.

이것을 해결하기 위해 병원을 찾거나 많은 돈을 들여 마사지를 받기도 한다. 하지만 근본적인 원인을 고치지 않으면 다시 재발할 가능성이 높다. 평소 꾸준한 셀프 마사지로 경직된 근육을 풀어주고, 해당 부위의 스트레칭을 해주어야 한다. 또한 평소 의식적으로 바른 척추 상태를 유지하려는 노력이 제일 중요하다.

여기서는 이런 거북목 증후군의 통증을 완화하고 예방하기 위한 솔루션으로 경직되어 있는 목 뒤쪽(머리를 떨어뜨리지 않도록 버티고 있는 상부 승모근) 근육을 풀어주고, 단축되어 있는 목 근육을 이완하기 위한 스트레칭과 등, 광배 부위의 강화운동을 실시한다.

하루 20분 셀프 건강운동법

승모근 마사지(팔꿈치 구부려 4단계 마사지) 5분 → 정수리를 잡고 고개 돌리기 3분 → 후두하근 마사지 5분 → 링 뒤로 잡고 목 스트레칭 2분 → 이마 밀기, 등척성 운동 2분 → 슈퍼맨 강화 운동 3분

1. 승모근 마사지(팔꿈치 구부려 4단계 마사지) 5분

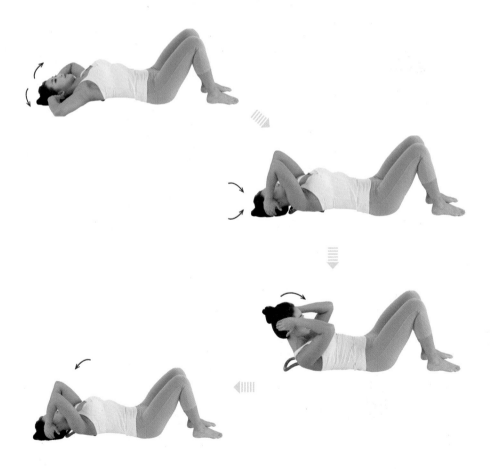

2. 등·어깨 마사지(정수리 잡고 고개 돌리기) 3분

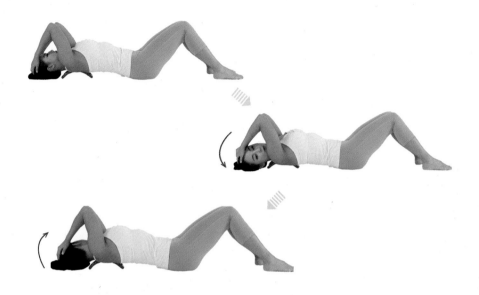

3. 목 마사지(후두하근 마사지) 5분

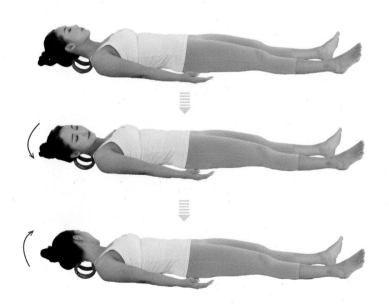

4. 링 뒤로 잡고 목 스트레칭 2분

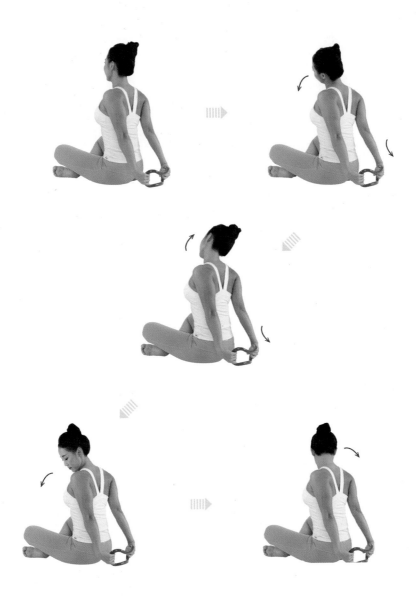

5. 목 강화 운동(이마 밀기, 등척성 운동) 2분

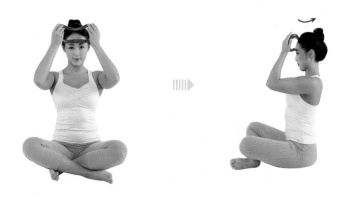

6. 등 강화 우동(슈퍼맨 운동) 3분

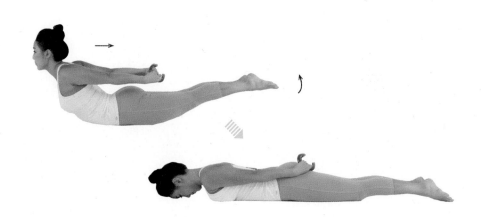

제4장

퇴근 후 즐기는
초간단
셀프 마사지

10분이면
충분해

건강은 단순히 병이 없는 상태가 아니다.
                                                    -한나 그린

퇴근 후, 잠들기 전 10분이면 돼! 초간단 셀프 마사지

알람벨이 울린다. 아 벌써 아침이야! 으~.

눈도 못뜬 상태에서 침대 속에서 기지개를 펴본다. 그리고 다시금 옆으로 누워 살짝 실눈으로 스마트폰 시계를 본 후 속으로 딱 1분만을 외치며 살짝 눈을 감아본다.

헉! 분명 잠깐인 것 같은데 20분이 지나갔다.

서둘러 이불을 박차고 후다닥 씻고 나와 머리도 대충 말리고 옷을 입고 급히 뛰어나온다. 만원이 된 지하철에 몸을 싣고 회사로 향한다.

내 책상 의자에 앉을 때쯤 깊은 한숨과 함께 컴을 켠다.

수백 번의 클릭과 자판의 손가락 움직임. 쉴새 없이 움직이며 나의 목은 한없이 모니터 앞으로 빠져든다. 점심 때가 되어서 기지개를 펴며 뻐근한 목을 한번 돌리며 메뉴를 고민한다.

누구나는 아니겠지만 많은 직장인들의 바쁜 아침 일과가 아닌가 싶다. 숙면을 취하고 여유로운 아침은 남의 나라 말 같이 들리기도 한다.

왜 아침이 힘들까? 예전 출퇴근하던 회사를 생각하면 나 역시 그랬던 거 같다.

몸과 머리가 따로 움직이던 아침, 전날의 피로가 다 가시지도 않은 채 급히 서둘러 다시 출근을 한다. 퇴근 후에도 딱히 나의 건강, 몸 상태를 케어해주는 시간을 따로 만들지도 않았다.

특히 몸을 쓰는 직업인 나는 고객의 건강과 자세에는 엄청난 시간과 노력을 아끼지 않았지만, 막상 나 스스로에게는 너무 소홀했다. 물론 지금은 아니다. 하루의 모든 일과가 끝나고 잠자리에 들 때쯤이면 항상 머리맡에 있는 링을 들고 그날 피로한 부위에 가져다 댄다. 그리고 눈을 감고 가장 편안한 자세로 뭉치고 뻐근한 부위를 풀어 없앤다. 그렇게 10분 정도 후에는 편안해지고 노곳노곳해진 몸을 느끼며 나도 모르게 스르르 잠이 든다.

어쩌면 나에게 이 링은 진정한 효자손, 효자링, 아니 없어서는 안 될 아이템이 되어 버렸다.

집에서든 여행지에서든, 어디서든 나와 한몸이 되어 움직인다.

많은 시간이 소요되는 것도 아니요, 큰 부피가 차지하는 것도 아니다. 내일을 위한 나, 건강한 나를 위한 10분의 투자만 있으면 된다.

하루하루 너무나 바쁘게 살아가는 현대인들에게 꼭 알려주고 싶다.

잠자기 전 딱 10분이면 된다.

아마도 이 시간을 투자한 사람들은 나에게 고마움을 느낄 것이다.

여기서는 '10분이면 충분해'라는 테마로 바쁜 직장인들의 피로를 풀기 위한 초간단 셀프 마사지 방법을 소개한다. 더 많은 시간을 투자한다면 더 많은 것을 얻을 수 있겠지만, 바쁜 현대인을 위해 직업에 따라 가장 많이 피로도를 느끼는 근육을 10분 내로 풀어 내는 것을 목적으로 정리해보았다.

A u ready~?

사무직 종사자를 위한
초간단 셀프 마사지

종일 컴퓨터와 함께하는 직장인이 피로를 느끼는 부위는 주로 목, 어깨이다. 어깨가 말리고 목이 앞으로 나온 자세를 유지하다 보니 늘 어깨, 목이 뻐근하다.

아래의 3가지 동작으로 간단하지만 효과적인 방법을 따라해보자. 금새 뭉친 어깨와 목이 가벼워질 것이다.

1. 링 두 개 세로, 등 마사지

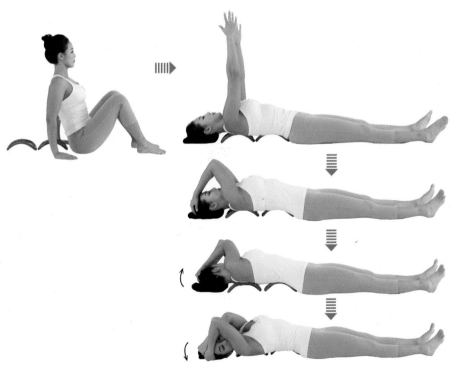

2. 링 대고 상부승모 마사지(골반 들었다 내리기)

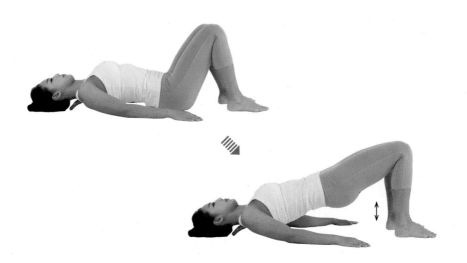

3. 목 마사지

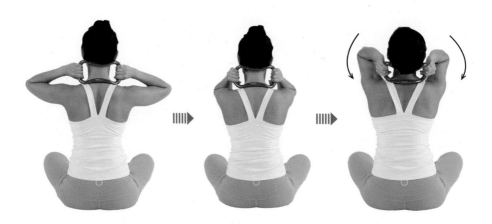

서서 근무하는 사람을 위한
초간단 셀프 마사지

장시간 서서 근무하는 직업을 가진 분들은 주로 다리가 많이 붓고 하지쪽에 피로가 많이 쌓인다. 여기서는 발바닥과, 종아리, 허벅지 3가지 동작으로 쉽고 간단하지만 그날 쌓인 피로와 붓기를 빼는 데 효과적인 방법이 될 것이다.

1. 발 마사지(링 세워서 아치 촘촘히 밟기)

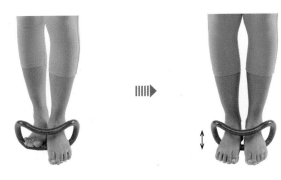

2. 종아리 마사지(링 끼고 발끝 당기기)

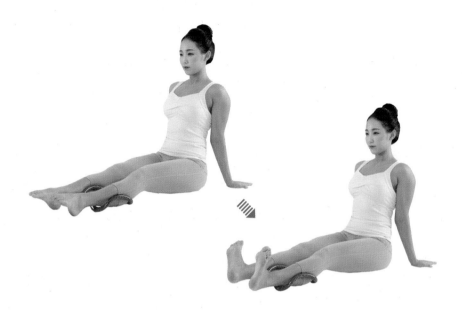

3. 허벅지 마사지(허벅지 뒤 당겨 올리기)

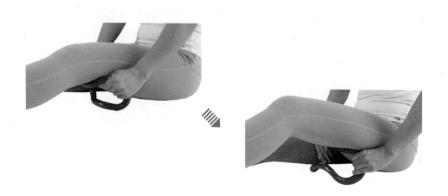

움직임과 활동량 많은 이를 위한
초간단 셀프 마사지

몸의 움직임이 많고, 활동량이 많은 일을 하는 분들은 허리 건강이 매우 중요하다. 몸의 중심이 되는 허리의 뻐근함과 피로도를 풀기 위한 3가지 방법으로 어떤 움직임에도 강하고 유연한 허리를 만들어보자.

1. 발바닥 마사지(체중 실어 밟기)

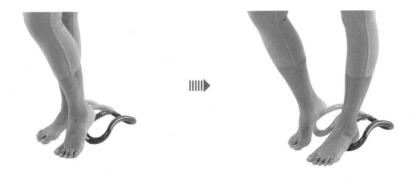

2. 엉덩이 고관절 마사지 (무릎 세워 한쪽 기울이기)

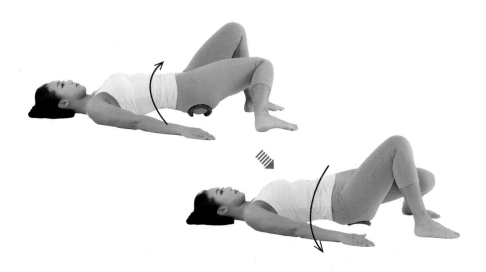

3. 복부 마사지(요근 풀기)

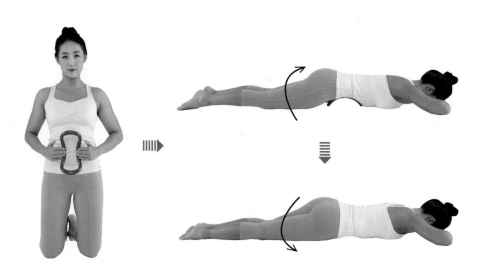

한쪽으로 움직임이 많은 사람을 위한
초간단 셀프 마사지

불균형하게 한쪽 어깨를 많이 쓰거나 굽은 분들을 위해 좌우밸런스를 맞추고 어깨관절을 건강하게 유지시키기 위한 초간단 셀프 마사지를 소개한다. 자칫 짝째기가 되기 쉬운 어깨의 가동 범위를 하루 10분으로 미리 예방할 수 있다.

1. 겨드랑이 어깨 마사지

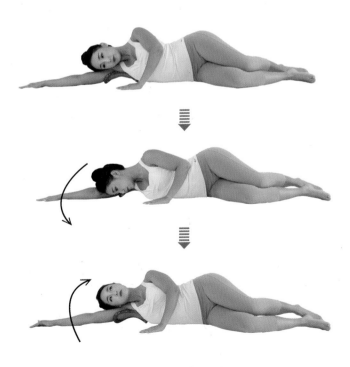

2. 삼두 스트레칭(걸고 당기기)

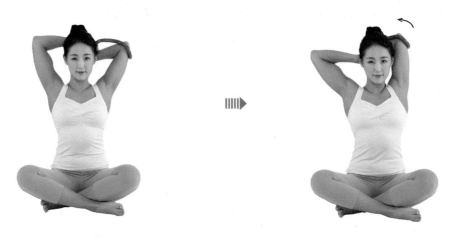

3. 어깨, 등 스트레칭

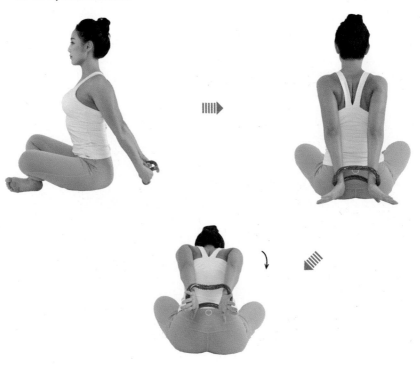

원더우먼 워킹 맘을 위한
초간단 셀프 마사지

아마도 가장 힘든 분들이 워킹맘이 아닐까 하는 개인적 생각이다. 육아만 하기
도 힘든 데 회사일까지 함께 하려면 하루 일과가 끝나고 침대에 누울 때쯤이면
내 몸이 내 몸같지 않을 정도로 천근만근 무겁다. 시간은 없고 몸은 피곤한 워킹
맘을 위한 초간단 10분 셀프 마사지를 소개한다.

1. 발바닥 마사지(발바닥으로 링 밟기)

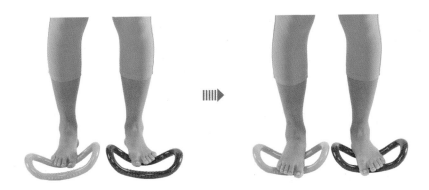

2. 종아리 마사지(링 끼고 까치발 들었다 내리기)

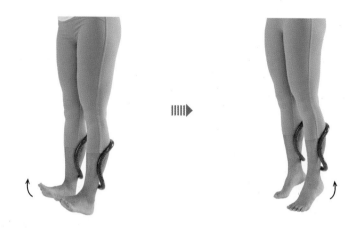

3. 링 2개로 등 어깨 마사지(손 올려 움직이기)

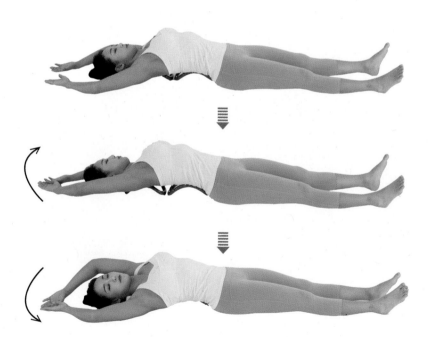

제5장

언제 어디서든 OK

10분이면
충분해

너무 늦었거나 너무 이를 때는 없다.
바로 지금이 가장 좋은 때이다.
-댄 자드라

사무실에서 짬짬 피로 풀기

예전 학교를 다닐 때는 45~50분 수업 후 항상 10분의 휴식시간이 있었다.

종일 앉아서 공부하는 학생들에게 머리와 몸을 쉬게 해주는 시간이다. 짧은 10분이지만 그 시간은 다음 시간을 더 집중하기 위한 꿀 같은 시간이다. 물론 그 당시에는 잠을 자거나 도시락을 까먹는 친구들이 많기는 했지만 말이다.

수영장에서도 50분 후 10분의 휴식시간을 갖는다.

그럼 사무실에서는 어떤가?

같은 자세로 오랜 시간 앉아 있는 직장인들에게는 코웃음 꺼리의 얘기일 지도 모른다. 하지만 가장 필요한 시간이다. 잠시 머리를 식히거나 짧은 스트레칭으로 업무의 효율을 높이고 자세를 바로 잡을 수 있다.

여기서는 사무실에서 손쉽게 할 수 있는 간단한 방법들로 피로를 풀고 스트레칭하는 법을 소개한다.

1. 목 마사지(의자에 앉아서 고개 끄덕이기)

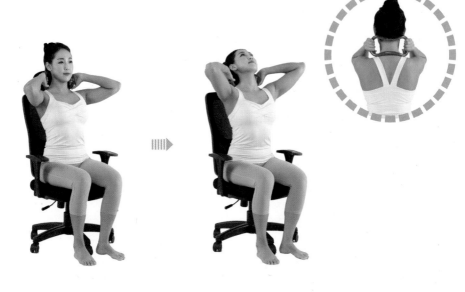

2. 몸통 스트레칭(의자에 앉아서 옆구리 늘리기)

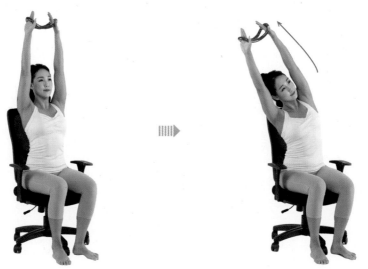

3. 의자에 앉아서 삼두 어깨 스트레칭

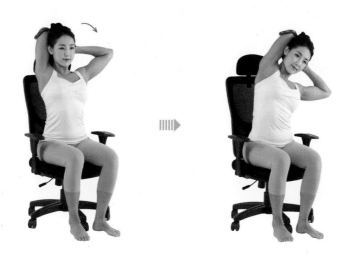

4. 다리 스트레칭(걸고 당기기)

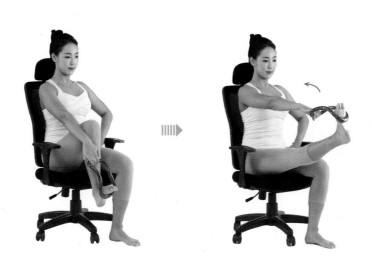

5. 종아리 마사지(발끝 당겼다 밀기)

양발

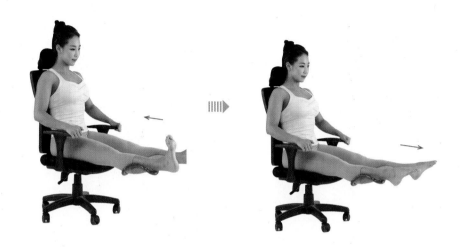

한발

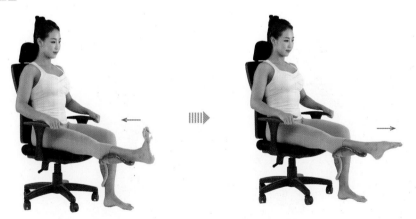

6. 종아리 마사지(발뒤꿈치 들기)

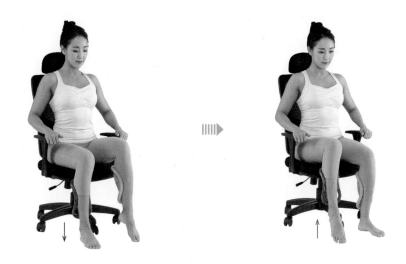

7. 등 마사지(등대고 비비기)

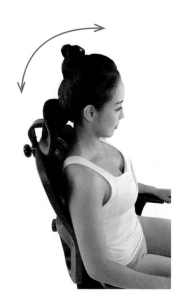

8. 팔 마사지(손등, 팔 안쪽 문지르기)

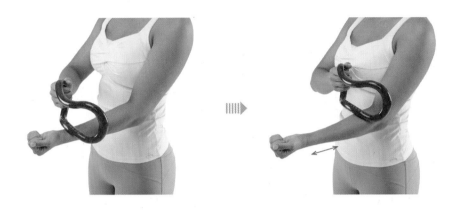

9. 가슴, 어깨 마사지(가슴 앞쪽 문지르기)

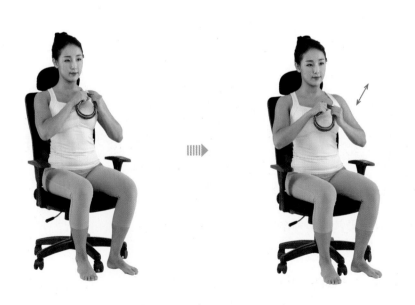

골프, 야구, 테니스 등 한 방향 운동 취미생활 능력 향상시키기

한 방향 움직임을 요하는 운동을 취미로 가지고 있다면 눈여겨봐야 할 것이다.

주 5일제가 본격화되면서 개인 취미생활을 즐기는 사람들도 많이 늘었다. 그 중 친목도모를 위한 골프마니아, 동호회가 두텁게 형성되어 있는 야구, 테니스, 볼링 등의 운동이 인기다.

하지만 위의 운동이 격투기처럼 격한 움직임을 요하는 운동이 아닌 데도 불구하고 부상을 입는 사람들이 많다. 특히 허리 부상으로 병원을 찾는 사람들이 많은데 그 이유는 무엇일까.

골프의 예를 들어보자. 골프의 스윙은 허리 회전이 아니다. 더 정확히 얘기하면 고관절의 움직임으로 인해 안전한 허리 움직임이 나온다. 대부분의 허리 부상자들은 고관절의 움직임에 제한을 받은 상태에서 요추의 안정성을 무시하고 허리를 과하게 틀어버릴 때 문제가 생기는 것이다.

우리 몸의 중심이 되는 허리를 움직이는 운동이라면 반드시 고관절의 움직임을 위한 운동이 필수이다. 그래야 원하는 가동범위를 만들고 안전하게 몸을 사용하여 내가 가진 기량을 충분히 뽑낼 수 있다. 허리뿐만 아닌 어깨도 마찬가지이다. 결국 가동 범위가 좋아야 한다. 어깨의 유연함과 안정성을 위해서는 견갑 주변 근육을 충분히 풀어주는 것이 중요하다.

여기서 제시한 운동법들을 꾸준히 했을 때 본인의 취미생활에 더욱 실력이 향상되는 결과가 나타날 것이다.

1. 엉덩이(고관절 주변) 마사지(한쪽 다리 기울이기)

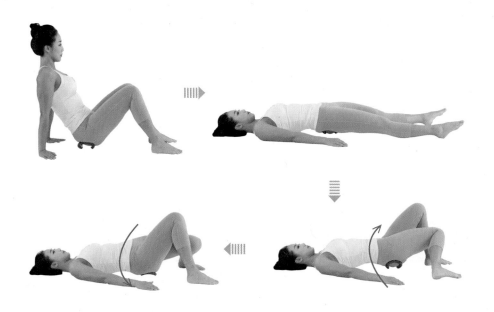

2. 고관절 회전, 다리 스트레칭(걸고 당기기)

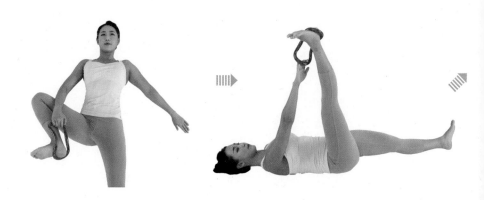

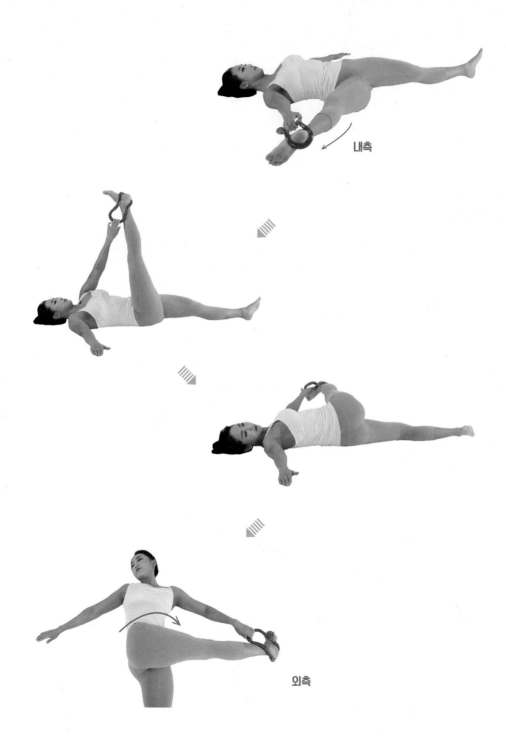

내측

외측

4. 어깨 마사지(한팔 돌리기)

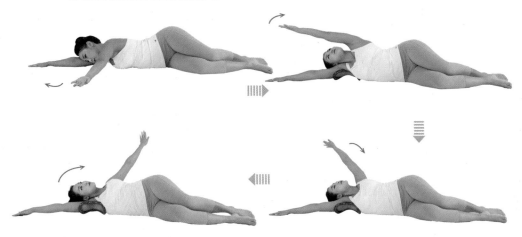

5. 등 마사지(가슴 감싸 안고 움직이기)

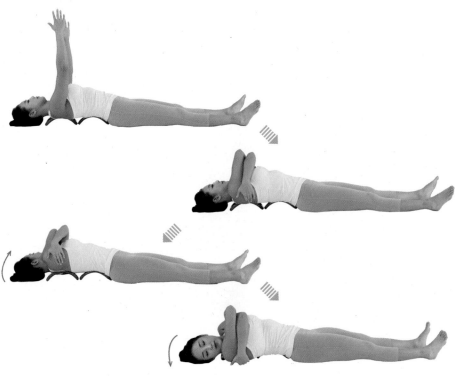

6. 견갑 주변 스트레칭(링 걸고 손 위, 아래로 움직이기)

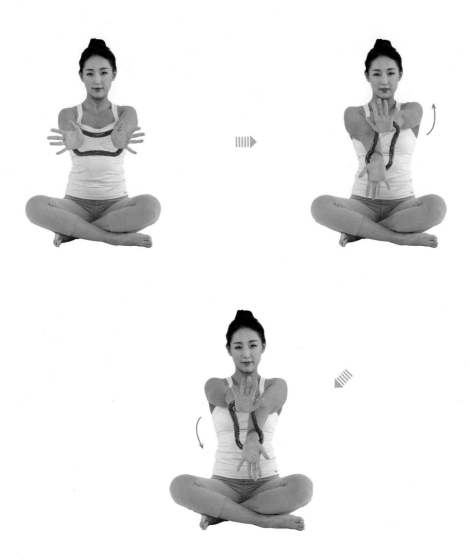

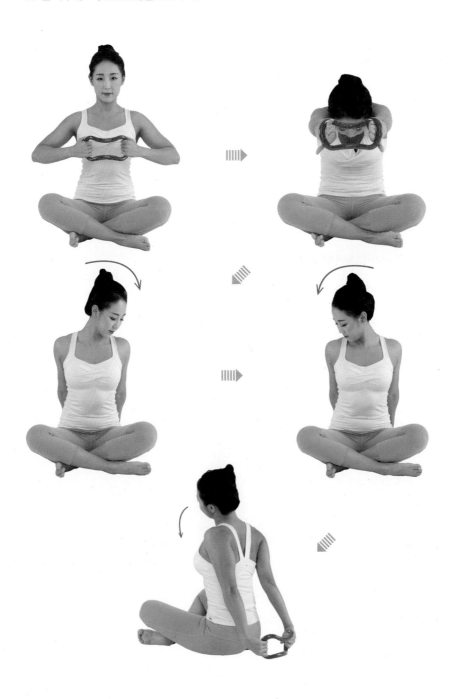

등산, 쇼핑, 마라톤 후
피로한 다리 한방에 풀기

자주 걸을 기회가 없는 현대인들은 잠깐 서 있거나 걷기만 해도 발이 쉽게 붓고 다리의 피로를 느끼는 경우가 많다.

취미생활로 등산이나 마라톤, 쇼핑 등 다리를 많이 쓰는 경우는 더욱 심하다. 체력이 좋아 다른 사람들보다 더 긴 시간을 버틸 수는 있어도 결국 피로한 다리는 모두 내 몫이다. 어떤 활동이던 상관없다.

여기서는 오랜 시간 다리를 많이 써서 피로를 느낄 때, 누가 주물러 주지 않아도 짧은 시간에 다시금 회복될 수 있는 방법을 소개한다. 순환이 되면서 붓기도 빨리 빠지고 피로도 금새 풀릴 것이다. 오늘도 다리가 피로하고 부어있다면 지금 바로 따라해보자.

1. 발바닥 마사지(밟기, 무릎 구부려 스키타기)

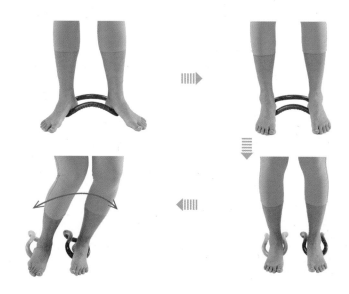

2. 종아리 마사지(롤링하기, 발끝 당기기)

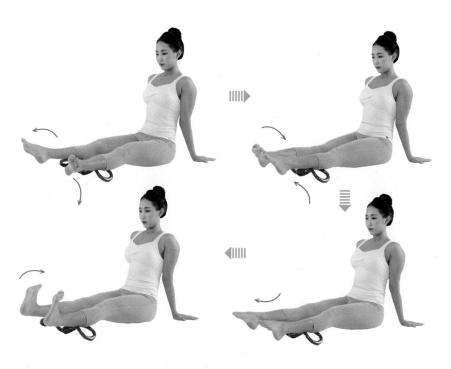

3. 허벅지 앞쪽 마사지(체중 실어 마사지 하기)

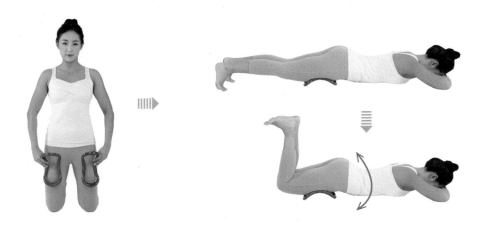

4. 허벅지 옆 뒤쪽 마사지(문지르기, 당기기)

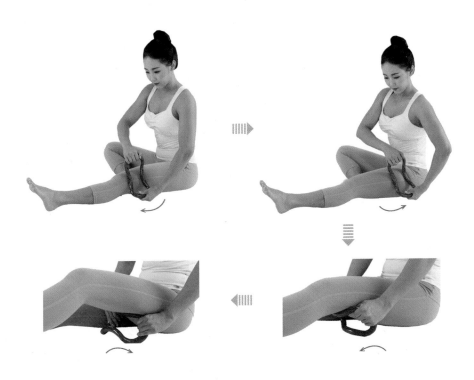

5. 다리 스트레칭(걸고 당기기)

레벨 1. 한발

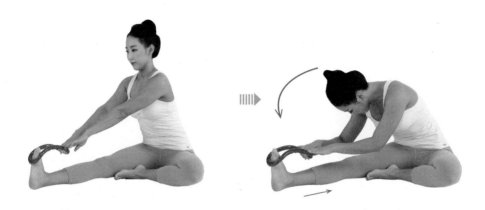

레벨 2. 양발

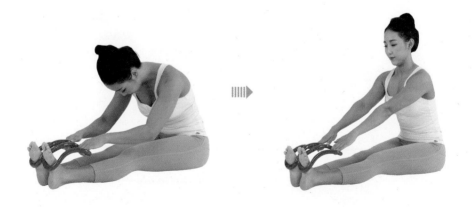

기내 안, 열차 안 출장시
최상의 컨디션 유지하기

일년에 최소 2~3번은 장거리 출장이 있었던 나에게 엠보링은 출장 기간 내내 최상의 컨디션을 보장해준 효자템이다.

　기내 안에서부터 시작해서 바쁜 일정을 소화해내는 출장기간 내내 가벼운 몸을 유지할 수 있도록 도와주었다. 특히나 항공기로 여행 시 기압이 낮아진 상태에서 한 시간만 넘게 앉아있어도 발이 팅팅 붓는다. 신고 있던 신발이 꽉 껴서 코끼리 다리를 경험해본 분이라면 여기서 소개되는 운동법을 잘 기억해두길 바란다. 아마도 눈에 바로바로 보이는 효과에 놀랄 것이다.

　여기서는 출장이든, 여행이든 교통수단을 이용할 때 최상의 컨디션을 유지시켜 줄 수 있는 방법들을 알아보자.

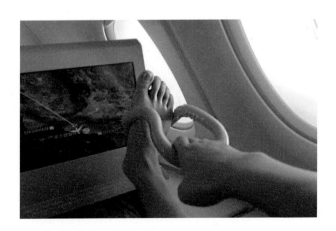

1. 손 지압하기(손 쥐었다 펴기)

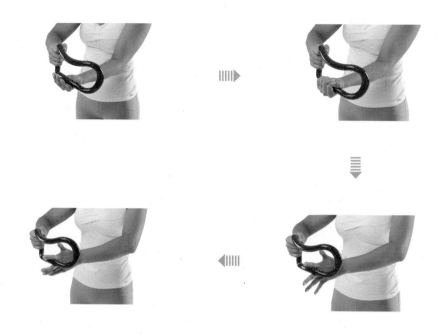

2. 발 지압하기

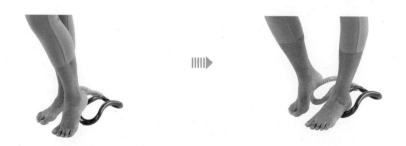

3. 종아리 마사지(종아리 끼워 까치발 들기)

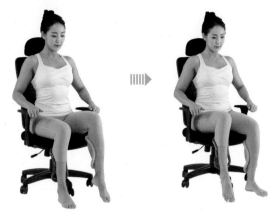

4. 등 마사지(등 대고 문지르기)

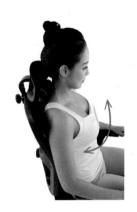

5. 가슴, 어깨 스트레칭

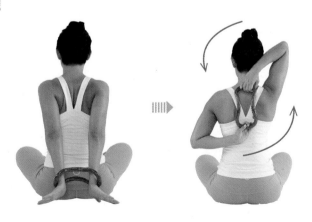

6. 목 마사지(목 뒤에 대고 움직이기)

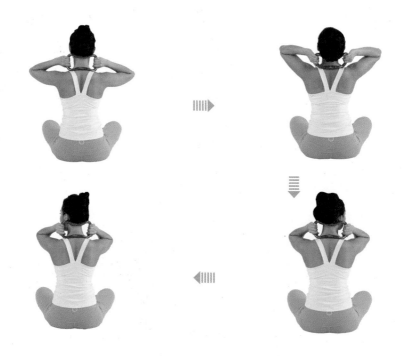

7. 머리에 문지르기

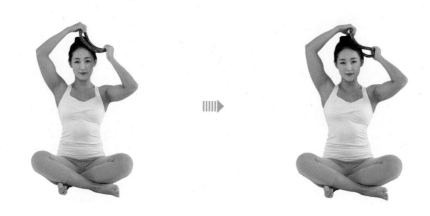

장거리 운전으로 온 몸이 찌뿌둥하고 쑤실 때 회복하기

요즘은 장거리 운전이 아니어도 시내의 출퇴근 시간만 되면 자연스럽게 장시간 운전이 된다. 15~20분이면 가던 거리를 1시간은 기본이다. 어떤 때는 1시간 30분, 2시간이 훌쩍 넘을 때도 있다.

뿐만 아니라 조금만 외곽으로 나가서 장거리(2시간 이상) 운전을 하게 되었을 시 허리가 뻐근하고 골반의 통증도 생긴다. 이럴 때 해당 부위를 몇 번 두드린다고 해결되지 않는다.

1시간 이상 한 자세로 계속 버티고 있어야 한다면 이번에 소개되는 운동법들이 장시간 앉은 자세로 인한 통증과 자세를 바로 잡아줄 것이다.

1. 등 마사지(등 대고 압박하며 움직이기)

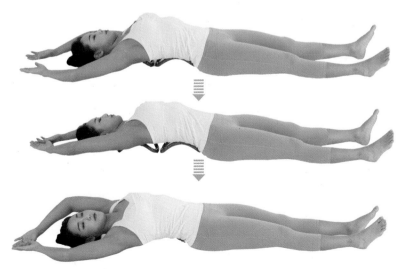

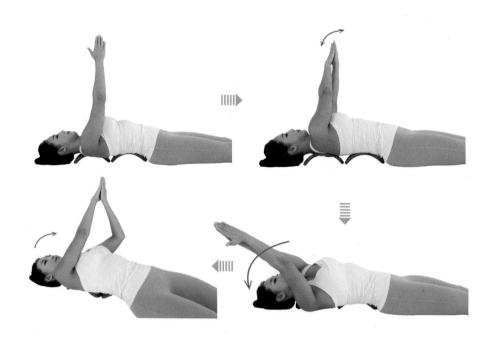

2. 굽은 가슴 펴기 마사지(문지르기)

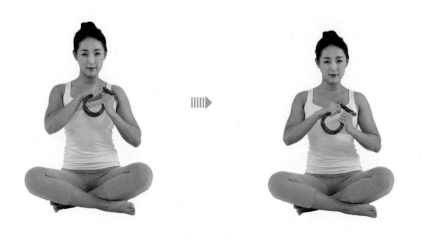

3. 어깨, 가슴 스트레칭(링 걸고 팔 뒤로 펴기)

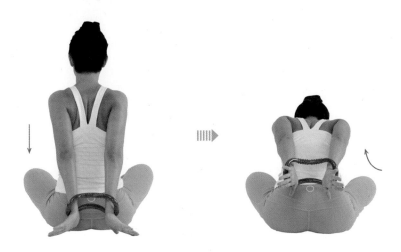

4. 허리 스트레칭(링 받혀 스트레칭하기)

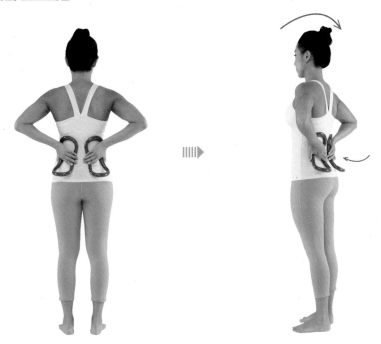

5. 골반(장요근) 주변 마사지(무릎 접었다 펴기)

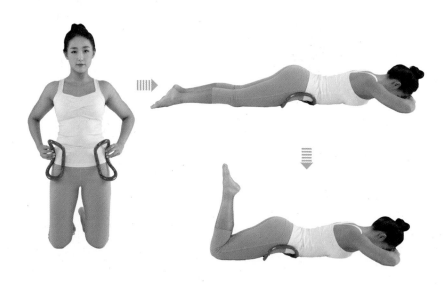

6. 엉덩이, 고관절 주변 마사지(무릎 구부려 발 모아 움직이기)

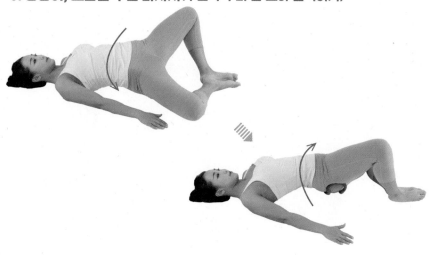

7. 몸통 다리 스트레칭(발에 걸고 몸통 옆으로 늘리기)

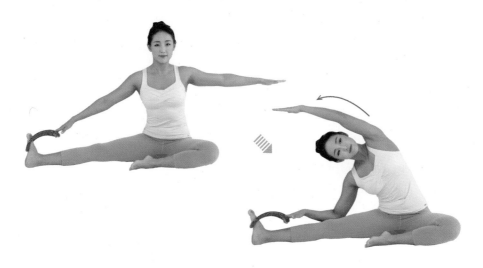

8. 다리 스트레칭(누워서 발에 링을 걸어 당기기)

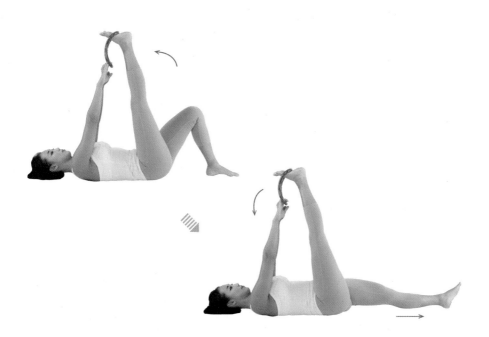

내일을 위한 꿀잠, 숙면 유도하기

어떤 활동이든 간에 하루 일과를 마치고 나면 대부분 뭉치고 피로한 곳은 주로 등과 어깨, 그리고 목이다.

나도 모르게 경직되어 있는 근육을 그대로 둔 채 잠자리에 들면 누워있는 동안 자연스럽게 이완되고 풀릴것 같지만 실제로는 그렇지 않다. 강의 때 누워서 회복하는 단계에서 양쪽 어깨의 힘을 완전히 빼라고 해도 어깨가 바닥에 닿는 분들은 1/5도 되지 않는다. 무의식 속에서도 근육은 경직되어 있기 때문이다.

다음에 소개되는 셀프 마사지는 간단한 방법으로 우리의 경직된 근육을 이완시켜 피로를 풀어주고 편안한 숙면을 유도할 수 있다.

1. 등, 어깨 마사지(견갑에 링 대고 고개 돌리기)

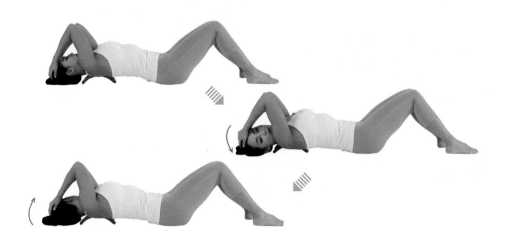

2. 등 마사지(팔꿈치 돌리기)

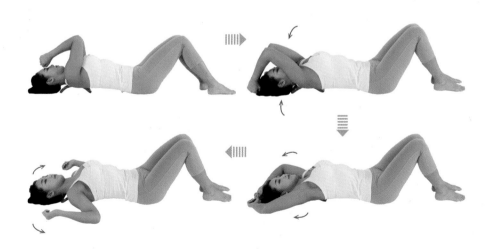

3. 목 마사지(고개 좌우로 움직이기)

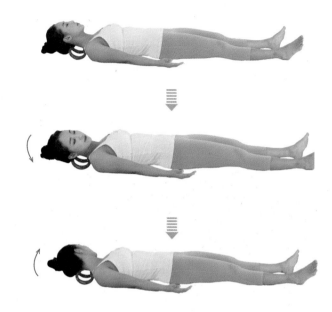

4. 목 스트레칭(고개 떨어뜨리기)

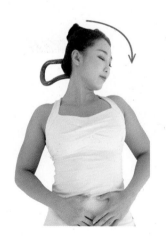

5. 관자놀이 마사지(머리 앞뒤로 움직이기)

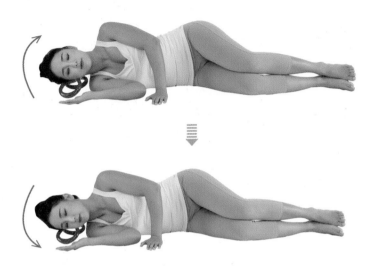

6. 누워서 목커브 회복하기

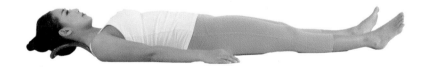

7. 누워서 요추 커브 회복하기

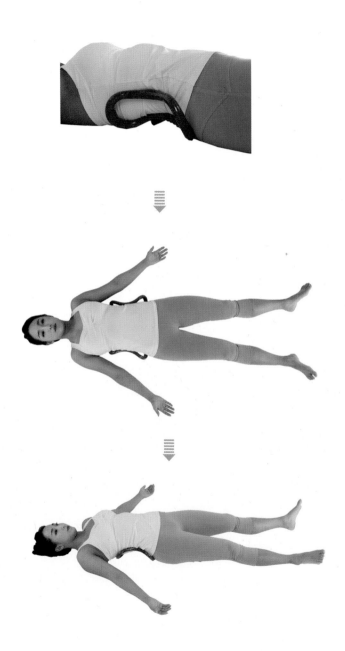

건강이 배움보다 더 가치가 있다.
-토머스 제퍼슨

뭉친 근육 시원하게 풀자

ⓒ류수희, 2018

초판 1쇄 발행   2018년 12월 3일

지은이   류수희
펴낸이   이경희

발행   글로세움
출판등록   제318-2003-00064호(2003.7.2)

주소   서울시 구로구 경인로 445
전화   02-323-3694
팩스   070-8620-0740
메일   editor@gloseum.com
홈페이지   www.gloseum.com

ISBN   979-11-86578-55-1 13510